健康生活宜与忌丛书

总主编 李登清 屈晓冰

脑血管病患者宜与忌

主　编　李友元　易玉新
副主编　吴石星　谢逸群
主　审　李登清
编　委　王　蓉　邓洪波　李友元
　　　　吴石星　陈　珺　易玉新
　　　　张　萍　曾　艺　温成成
　　　　谢逸群　成　威

科学技术文献出版社
Scientific and Technical Documents Publishing House
北京

(京) 新登字 130 号

内 容 简 介

　　脑血管病是全球最常见疾病之一,其发病率、致残率、病死率高,严重威胁广大人民的身体健康,因此,如何防治脑血管病也就成了大家最关心的议题。本书主要介绍了短暂性脑缺血发作、脑出血、蛛网膜下腔出血、脑梗死(塞)、老年性头痛、老年性痴呆、颈椎病、老年性震颤、帕金森病、老年人步态障碍、其他脑血管疾病的诊断防治等内容,并均以宜与忌的形式进行编写,对照鲜明、重点突出、简明易懂,有利于广大读者阅读理解和应用,欢迎大家选读。

　　科学技术文献出版社是国家科学技术部系统惟一一家中央级综合性科技出版机构,我们所有的努力都是为了使您增长知识和才干。

　　《健康生活宜与忌丛书》是一套介绍常见病、多发病，人们最为关注的健康防治知识等内容的科普丛书。全套共有8本：《心血管病患者宜与忌》、《脑血管病患者宜与忌》、《胃肠病患者宜与忌》、《肝胆疾病患者宜与忌》、《肾脏病患者宜与忌》、《糖尿病患者宜与忌》、《产前产后宜与忌》、《女性更年期宜与忌》。心脑血管疾病是全球最为关注和最为常见的疾病之一，如高血压病、冠心病、脑卒中、老年性痴呆、颈椎病等，有发病率、致残率、病死率高的三高特点，严重威胁着人们的身体健康；消化系统中肝胆疾病如乙型肝炎等五型肝炎、肝硬化、肝昏迷、酒精药物性肝病等，有的具有传染性，有的可演变为肝癌。消化性溃疡、胃炎、腹泻、便秘、胃食管反流病、食管癌、胃癌、各类肠炎、大肠癌等均为常见多发病；肾脏疾病中急性肾炎、慢性胃炎、胃病综合征、尿路感染、肾衰竭等均为危害人类健康的常见病和多发病；目前发病率迅速上升的成人型糖尿病，特别是其急、慢性并发症、代谢综合征等成为大家关注的热点，对人类健康造成威胁；随着计划生育的健康发展，提倡优生优育，妇女产前产后的健康知识、妊娠中的胎教、保护母婴健康的有关知识和注意事项；女性更年期的生理和病理现象、如何防治等知识更受人们关注，人们迫切需要了解上述疾病的有关健康防治知识。由科学技术文献出版社组织了湘雅医学院及其附属医院、湖南省军区医院及中国人民解放军第252

中心医院有丰富临床经验的专家和学者在百忙中编写了这套《健康生活宜与忌丛书》共 8 个分册，给大家献上一套常见疾病防治的通俗易懂、易于记忆和应用的科普读物，供大家学习和阅读，欢迎广大读者选读。

科普书对于普及健康教育、提高自我保健的能力、增强预防和治疗疾病的知识是一种经济方便、简单有效、普及广泛的有效方法之一。让健康教育走进社区、走进千家万户是达到全民健康教育目的的重要途径，本套丛书是三下乡的科普读物。

该套丛书的编写是以疾病的危险因素、诊断、预防和治疗的宜与忌的形式编排，有突出宜与忌、正反对照、重点突出、简明扼要、易于理解、便于记忆的特点，同时还介绍了"代谢综合征"、"疾病的介入治疗"、"冠心病支架植入术"等新的知识和内容。因此，本套丛书具有普及性、知识性、科学性、通俗性、实用性和新颖性的基本特点。由于工作繁忙等原因，编写中难免有不妥之处，欢迎读者和同仁予以指正。

中南大学湘雅医学院

李登清

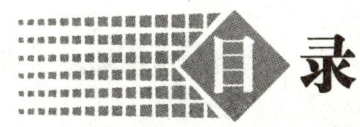

第一章 短暂性脑缺血发作的宜与忌

一、短暂性脑缺血发作的定义 /2
二、短暂性脑缺血发作的病因 /2
三、短暂性脑缺血发作的分类 /3
四、短暂性脑缺血发作诊断的宜与忌 /3
五、短暂性脑缺血发作治疗的宜与忌 /4
六、预防性药物治疗的宜与忌 /5
七、饮食治疗的宜与忌 /6
八、生活习惯的宜与忌 /7
九、短暂性脑缺血发作预防的宜与忌 /7

第二章 脑出血的宜与忌

一、什么叫脑出血,如何分类 /10
二、脑出血诊断中的宜与忌 /11
三、急性脑出血治疗中的宜与忌 /12

四、脑出血预防的宜与忌 /15

第三章
蛛网膜下腔出血的宜与忌

一、何谓蛛网膜下腔出血，如何分类 /18
二、蛛网膜下腔出血诊断中的宜与忌 /19
三、蛛网膜下腔出血治疗的宜与忌 /19
四、蛛网膜下腔出血药物治疗的宜与忌 /20
五、蛛网膜下腔出血患者饮食治疗的宜与忌 /21
六、蛛网膜下腔出血患者体育锻炼的宜与忌 /22
七、蛛网膜下腔出血患者生活习惯的宜与忌 /23
八、蛛网膜下腔出血预防的宜与忌 /24

第四章
脑梗死的宜与忌

一、脑梗死的定义 /26
二、脑梗死的病因 /26
三、脑梗死的分类 /27
四、脑梗死的病理分期 /28
五、脑梗死的病程分期 /28
六、脑梗死诊断中的宜与忌 /28
七、脑梗死药物治疗的宜与忌 /29
八、脑梗死血压调控的宜与忌 /31
九、脑梗死康复治疗的宜与忌 /32
十、脑梗死患者饮食治疗的宜与忌 /33
十一、生活习惯的宜与忌 /33
十二、脑梗死预防的宜与忌 /34

第五章
老年人头痛的宜与忌

一、什么是头痛，常见类型 /38
二、各类常见头痛的表现有何不同 /38
三、各类型头痛诊断的宜与忌 /40
四、头痛治疗的宜与忌 /41

第六章
老年性痴呆的宜与忌

一、正确认识老年性痴呆 /44
二、老年性痴呆的发病原因 /44
三、老年性痴呆的临床表现 /45
四、老年性痴呆的诊断 /46
五、老年性痴呆的药物治疗宜与忌 /46
六、老年性痴呆早期预防宜与忌 /49

第七章
颈椎病的宜与忌

一、何谓颈椎病、有何特点及类型 /54
二、颈椎病的发病原因和作用机制 /54
三、各型颈椎病的常见症状 /55
四、颈椎病诊断的宜与忌 /56
五、颈椎病治疗方法的宜与忌 /57
六、颈椎病预防的宜与忌 /59

第八章
老年性震颤的宜与忌

一、什么是震颤、它有哪些表现 /62

二、老年性震颤的原因 /62

三、老年性震颤诊断的宜与忌 /63

四、老年性震颤治疗的宜与忌 /64

第九章
帕金森病的宜与忌

一、什么是帕金森病,为什么又称震颤麻痹 /66

二、帕金森病诊断的宜与忌 /66

三、帕金森病治疗的宜与忌 /67

第十章
老年人步态障碍的宜与忌

一、步态障碍的定义和发病情况 /70

二、导致步态障碍的疾病及其分类 /70

三、老年人步态障碍诊断的宜与忌 /72

四、老年人步态障碍治疗的宜与忌 /75

第十一章
癫痫的宜与忌

一、癫痫的分类 /78
二、癫痫的病因 /79
三、影响癫痫发生的因素 /80
四、癫痫的诊断 /81
五、癫痫院前急救的宜与忌 /82
六、癫痫护理的宜与忌 /84
七、癫痫治疗的宜与忌 /86
八、癫痫病患者饮食的宜与忌 /88
九、癫痫预防保健的宜与忌 /89

第十二章
多发性硬化的宜与忌

一、多发性硬化的概念 /94
二、多发性硬化的临床表现 /95
三、多发性硬化的临床类型 /98
四、多发性硬化诊断的宜与忌 /99
五、多发性硬化治疗的宜与忌 /101
六、多发性硬化生活中的宜与忌 /102

第十三章
神经-肌肉接头和肌肉疾病的宜与忌

一、有关神经-肌肉接头和肌肉疾病的概述 /106

二、神经-肌肉接头和肌肉疾病诊断、治疗和
检查方面的宜与忌 /107

第十四章
脑卒中康复治疗的宜与忌

一、什么是脑卒中后的康复治疗？ /118
二、为什么要进行康复治疗？ /118
三、什么时候开始进行康复治疗？ /119
四、康复治疗的原则和目标是什么？ /119
五、康复治疗中有哪些禁忌证？ /119
六、脑卒中病人康复锻炼应该注意什么？ /120
七、脑卒中后卧床的患者应该注意什么？ /121
八、在脑卒中患者的康复训练中，
亲属应如何参与？ /122

第十五章
其他脑血管病的宜与忌

一、脑底异常血管网病（烟雾病）的宜与忌 /124
二、巨细胞性颞动脉炎的宜与忌 /125
三、主动脉弓综合征的宜与忌 /126
四、脑动脉盗血综合征的宜与忌 /127
五、脑静脉及颅内静脉窦血栓形成的宜与忌 /128
六、神经变性疾病的宜与忌 /130
七、中枢神经系统感染性疾病宜与忌 /135
八、突发脑中风家庭处理方法宜与忌 /138
九、正常压力脑积水宜与忌 /140

第一章

短暂性脑缺血发作的宜与忌

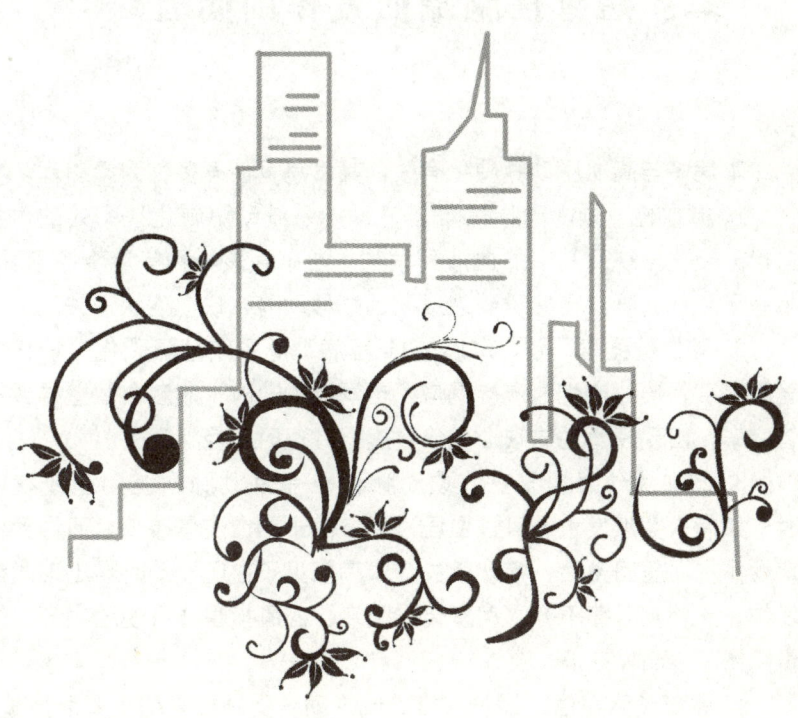

一、短暂性脑缺血发作的定义

短暂性脑缺血发作（TIA）又叫小中风，是指一种反复发作的一过性脑缺血引起的可逆性、局限性脑功能障碍，多于24小时内完全缓解，以反复发作的短暂性失语、瘫痪或感觉障碍为特点，不遗留重要的神经功能缺陷，是严重脑血管病的早期警报，约1/3的患者在5年内可发生完全性脑梗死。

二、短暂性脑缺血发作的病因

本病多与高血压动脉硬化有关，其发病可能有多种因素引起。

1. 微血栓　颈内动脉和椎-基底动脉系统动脉硬化狭窄处的附壁血栓、硬化斑块及其中的血液分解物、血小板聚集物等游离脱落后，阻塞了脑部动脉，当栓子碎裂或向远端移动时，缺血症状消失。

2. 脑血管痉挛　颈内动脉或椎-基底动脉系统动脉硬化斑块使血管腔狭窄，该处产生血流旋涡流，当涡流加速时，刺激血管壁导致血管痉挛，出现短暂性脑缺血发作，旋涡减速时，症状消失。

3. 脑血液动力学改变　颈动脉和椎-基底动脉系统闭塞或狭窄时，如病人突然发生一过性血压过低，由于脑血流量减少，而导致本病发作；血压回升后，症状消失。本病多见于血压波动时易出现本病发作。此外，心律不齐、房室传导阻滞、心肌损害亦可使脑局部血流量突然减少而发病。

4. 颈部动脉扭曲、过长、打结或椎动脉受颈椎骨增生骨刺压迫，当转头时即可引起本病发作。

三、短暂性脑缺血发作的分类

根据受影响的脑供血动脉系统分为:

1. 颈动脉系统的 TIA 较椎-基底动脉系统 TIA 发作较少,但持续时间较久,且易引起完全性卒中。最常见的症状为单瘫、偏瘫、偏身感觉障碍、失语、单眼视力障碍等。亦可出现同向偏盲及昏厥等。

2. 椎基底动脉系统 TIA 较颈动脉系统 TIA 多见,且发作次数也多,但时间较短。主要表现为脑干、小脑、枕叶、颞叶及脊髓近端缺血,常见症状为眩晕、眼震、站立或行走不稳、视物模糊或变形、视野缺损、复视、恶心或呕吐、听力下降、球麻痹、交叉性瘫痪、轻偏瘫和双侧轻度瘫痪等。少数可有意识障碍或猝倒发作。

四、短暂性脑缺血发作诊断的宜与忌

1. 宜了解及掌握短暂性脑缺血发作的常见症状

(1) 症状突然发生,迅速达高峰,但又常在数分钟或数小时内,最多不超过 24 小时完全恢复,发作间歇期无神经系统体征。

(2) 有反复发作倾向,且一次比一次加重。

(3) 颈内动脉系统缺血,表现为出血灶对侧肢体无力、麻木和感觉异常,若为优势半球侧颈内动脉受累,常有失语、偶有偏盲。

(4) 基底动脉缺血者,最常出现眩晕,并有视野缺损、复视、共济失调、声音嘶哑、吞咽困难。

(5) 弥漫性脑缺血多发生昏厥而无局灶性症状。

2. 宜尽快收集病史及体征等信息

(1) 好发于 50 岁以上，多有动脉粥样硬化与高血压病史；

(2) 有无血液系统疾病、各种原因所致的高凝状态及低血压和心律失常等病史；

(3) 体格检查时要注意确定有无高血压、严重贫血、红细胞增多症、感染等疾病；详细的神经系统检查有助于发现缺血血管的定位；

(4) 与癫痫、晕厥、内耳眩晕症等相鉴别。

3. 宜尽快完善辅助检查

(1) 血尿常规、血沉、血糖、血脂及心电图、超声心动图应列为常规检查项目，以了解患者其他脏器的功能情况及血液疾病引起该病的可能。

(2) 脑血管多普勒超声波检查以了解不同脑血管的血流情况及局部血管壁变化情况。

(3) 头颅 CT 扫描或磁共振（MRI）以便明确有无梗死（尤其是腔隙性脑梗死）。

(4) 脑血管造影或颅脑核磁共振血管造影（MRA）或数位减影血管造影（DSA）检查以便获得发生缺血血管的直接证据，以便确定治疗方案（包括血管外科手术治疗等）。

(5) 脑电图检查以排除癫痫。

五、短暂性脑缺血发作治疗的宜与忌

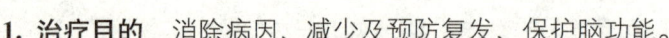

1. 治疗目的 　消除病因、减少及预防复发、保护脑功能。

2. 治疗原则 　积极治疗动脉粥样硬化、心律失常、心肌病变、高血压等原发疾病。扩容抗凝，降低血液黏滞度，改善微循环，必要时血管手术，切除血管内膜和硬化斑或血管扩张支架成形术。

3. 病因治疗的宜与忌

(1) 合并高血压病　缺血性脑缺血发作伴血压增高的患者，宜积极平稳控制过高的血压，在降血压治疗过程中，严密监测血压变化，降血压宜缓慢进行，忌降血压过低、过快，使血压<140/90mmHg，糖尿病病人伴高血压者血压宜控制在更低水平（<130/85mmHg）。对降血压药物敏感性不同，以及合并其他不同的疾病等，降血压过程中宜应注意脑、心、肾器官的保护。

（2）合并糖尿病、高脂血症　有效地控制血糖和血脂，使胆固醇<6.0mmol/L，低密度脂蛋白胆固醇<2.6mmol/L。

（3）积极治疗血液系统疾病和心律失常等。

（4）脑血管造影或多普勒证实有颅内动脉狭窄者，药物治疗无效时，可考虑手术和介入治疗。

六、预防性药物治疗的宜与忌

（1）抗血小板聚集治疗　主要是抑制血小板聚集和释放，使之不能形成微小血栓。但有溃疡病者及胃炎患者应禁用或慎用。

（2）抗凝治疗　若发作频繁用其他药物疗效不佳，又无出血疾患禁忌者，可抗凝治疗。但在应用期间，要注意出血并发症。

（3）扩血管及改善脑循环治疗。

（4）扩容治疗　扩容具有改善微循环和降低血液黏度的作用。

（5）活血化瘀中药　有活血化瘀，改善微循环，降低血液黏度的作用。

（6）脑保护治疗　对频繁发作的短暂性脑缺血发作，神经影像学检查显示有缺血或脑梗死病灶者，可予脑保护治疗。

（7）除了用药外，平时要积极加强体育锻炼，保持精神愉快，同时还可长期服用维生素C、维生素E等药。

七、饮食治疗的宜与忌

食物中有些具有降低血压，软化血管等功效，平常多摄入这些食物可以很好地预防短暂性脑缺血发作的发生。

1. 高钾食物　高钾食物能调整细胞内钠和钾的比例，减少了体内钠水潴留，降低血容量，从而使血压降低，防止短暂性脑缺血发作的发生。富含高钾的食物有菠菜、番茄、青蒜、大葱、土豆及香蕉、柑橘、甜瓜、柚子等。

2. 富含类黄酮与番茄红素食物　引起动脉粥样硬化主要是"坏"胆固醇（即低密度脂蛋白）造成的，降低低密度脂蛋白及抑制其氧化对防止动脉粥样硬化起着非常重要的作用。而类黄酮与番茄红素能捕捉氧自由基，阻遏低密度脂蛋白氧化，对防止血管狭窄和血凝块堵塞脑血管有积极作用。日常饮食中富含类黄酮与番茄红素的食物有洋葱、香菜、胡萝卜、南瓜、草莓、苹果、红葡萄、番茄、西瓜、柿子、甜杏、辣椒等。

3. 优质蛋白食物　多吃富含赖氨酸、牛磺酸的食物（如鱼肉、鸡肉、鸭肉、兔肉、鸽肉等），不仅对维持正常血管弹性及改善脑血流有益，还能促进钠盐的排泄，有利于防止短暂性脑缺血发作的发生。

4. 早吃好、午吃饱、晚吃少，睡觉前不加餐。

5. 忌烟，限酒，因烟中含有尼古丁，能加重动脉硬化，大量饮酒，促进血压升高，加速动脉硬化的发生。忌食入过高热量饮食、软质饮用水、咖啡和浓茶等。少吃生食冷食，少吃或不吃肥肉和辛辣刺激性强的食物。

八、生活习惯的宜与忌

短暂性脑缺血发作患者宜保持良好的生活习惯，培养乐观积极向上的生活态度，忌悲观情绪，因为长久的悲观情绪会导致抑郁症的发生，影响治疗效果。宜养成良好的睡眠习惯，定时就寝，每天睡眠不少于8小时，对于有夜尿习惯的患者，宜将尿壶置于床旁，早上起床时，宜缓慢，防止体位性低血压致头晕跌倒。宜中午小睡，以60分钟为宜，忌过长午睡，致晚上失眠。克服懒惰、不运动的危险行为，坚持每天中等强度的有氧运动等，不仅有良好的降压、降糖、降脂、减肥效果，也有助于体质的提高和良好心态的培养。劳累过度，脑力劳动者要保持足够的睡眠；多参加娱乐活动，加强体育锻炼，每天保持充沛的精神活力。定期体检，及时了解有关中风先兆的知识，争取对该病早发现，早治疗，防患于未然。

九、短暂性脑缺血发作预防的宜与忌

1. 一级预防 指未发生卒中前预防发生动脉粥样硬化和小动脉硬化。认真管理血压，宜积极控制血压于正常水平（见高血压病章节）；宜控制血糖在正常范围，空腹血糖<7mmol/L；宜应控制血脂于正常范围；戒烟，不酗酒；宜控制体重，治疗肥胖症；对于40岁以上吸烟女性伴有高血压、糖尿病、偏头痛者，忌服避孕药物，因会增加脑梗死的危险；有中风家族史和其他血管危险因素的人要定期查血小板聚集功能。

2. 二级预防 指发生卒中后预防复发。主要服用抗血小板聚集药物，宜选择阿司匹林50～150mg，每天1次服用，同时仔细寻找病人中风的危险因素。适当控制脂肪的摄入，饮食勿过咸，过甜。宜在专科医师指导下抗凝治疗，宜积极控制血糖及血脂，合理制定饮食方案，宜进行适度的体育锻炼，如步行、太极拳、气功等。

（王 蓉）

第二章

脑出血的宜与忌

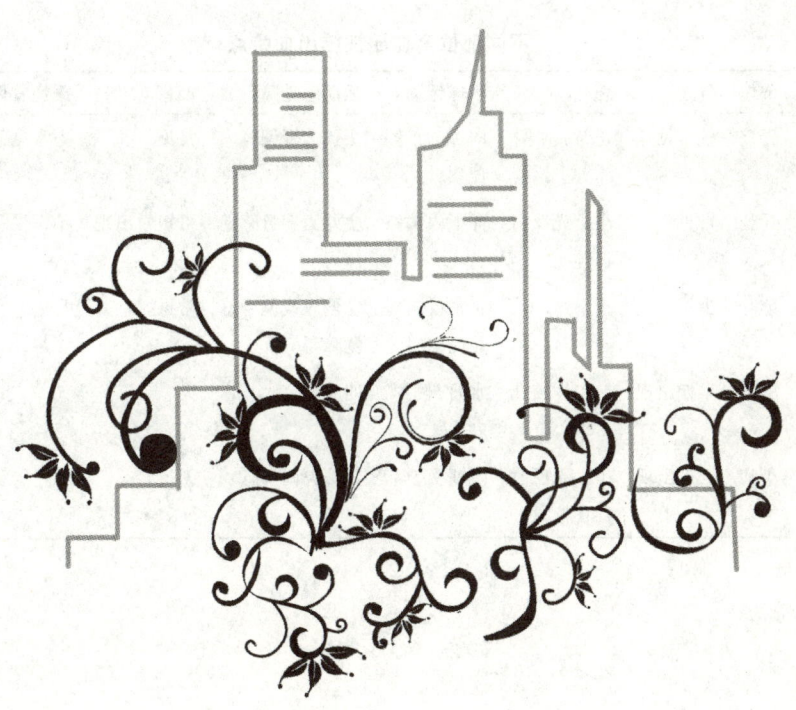

一、什么叫脑出血,如何分类

脑出血又称出血性脑中风,是指原发性的脑实质内出血,其发生率占全部脑出血的 10%～30%。按原因分为创伤性的脑出血和非创伤性的脑出血。创伤性脑出血多为脑外伤所致,非创伤性脑出血多由高血压病等引起,临床所说的脑出血多指非创伤性的脑出血,即高血压性脑出血。

脑出血又根据部位的不同分为基底节区出血(壳核出血、丘脑出血),脑叶出血,脑桥出血,小脑出血,原发性脑室出血。不同部位高血压性脑出血临床特点如下:

不同部位高血压性脑出血特点

部位	昏迷	瞳孔	眼球运动	运动感觉障碍	偏盲	癫痫发作
壳核	较常见	正常	向病灶侧偏斜	主要为轻偏瘫	常见	不常见
丘脑	常见	小、光反射迟钝	向下内偏斜	主要为偏身感觉障碍	可短暂出现	不常见
脑叶	少见	正常	正常或向病灶侧偏斜	轻偏瘫或偏身感觉障碍	常见	常见
脑桥	早期出现	针尖样瞳孔	水平侧视麻痹	四肢瘫	无	无
小脑	延迟出现	小、光反射存在	晚期受损	共济失调步态	无	无

二、脑出血诊断中的宜与忌

1. 脑出血为神经科急症,一旦病人出现急起头痛、呕吐、血压增高,伴意识障碍,神经系统局灶性功能缺损,如偏瘫、单个肢体瘫痪等,宜尽早去医院就诊,忌延误病情,危及病人生命。

2. 头颅CT检查是诊断脑出血安全有效的方法,可准确地显示脑出血的部位、出血量、占位效应等情况。疑脑出血病人宜尽早首先安排CT检查,以决定进一步治疗方案,忌反复移动病人做无关紧要的检查,反而加重病情。

3. 对CT不能确定的脑干或小脑少量出血,或出血病程在4～5周以后的陈旧性出血,宜作头部MRI。因头部MRI可以观察血肿的动态演变过程,对动静脉畸形、动脉瘤破裂出血及卒中的鉴别,头部MRI较头部CT有更大的优势,可同时或优先考虑作头部MRI。

4. 所有需手术治疗的病人,尤其出血原因不明者宜作脑血管造影检查。但老年高血压所致脑出血者,且出血部位位于基底节、丘脑、小脑、脑干,CT检查未提示结构损伤者不宜作血管造影检查,尤其大部分老年脑出血患者再出血率高,多不适宜血管造影检查。

5. 在没有CT检查的医院,或病人条件不能作CT的患者,疑脑出血破入脑室或蛛网膜下腔者,宜行腰穿,如果腰穿抽出血性脑脊液可帮助诊断,但对大量脑出血或疑有脑疝形成者忌腰穿,以免诱发脑疝。

三、急性脑出血治疗中的宜与忌

1. 急性脑出血治疗的目的　最大限度降低脑出血患者的死亡率和致残率。

2. 脑出血治疗目标　积极采取措施控制颅压，帮助病人度过危险期，挽救生命。早期康复锻炼，尽快恢复神经功能缺损，防治再出血，降低复发率。

3. 对轻型患者宜在当地医院就地治疗，尽可能减少搬动，增加再出血风险。对高危患者宜到神经科专业病室住院治疗，最好进卒中单元系统治疗。

4. 急性脑出血内科治疗宜与忌

(1) 急性脑出血患者宜卧床安静休息，一般应卧床休息2～4周，忌情绪激动及血压波动过大引起再出血。

(2) 尽可能保持呼吸道通畅，昏迷患者宜将头歪向一侧，以利口腔分泌物及呕吐物流出，并可防止舌根后坠阻塞呼吸道，宜随时抽吸痰液及口腔分泌物，必要时行气管切开以保持呼吸道通畅。忌呼吸道不通畅不采取措施，导致患者缺氧或窒息。

(3) 宜积极给予氧疗，保持动脉血氧饱和度在90%以上。

(4) 意识障碍、吞咽困难或消化道出血患者宜在禁食24～48小时后留置胃管鼻饲流质。忌不给病人进食，导致营养失调影响预后。

(5) 保持大便通畅，便秘者宜适当使用缓泻剂。忌大便不畅干结，费力大便引起再出血。

(6) 对瘫痪肢体宜保持功能位，适当给予被动或主动的康复训练。忌过早过强康复训练，导致再出血。

(7) 脑出血患者降压治疗应适度，当血压≥200/110mmHg时宜慎重平稳降压，使血压维持在略高于发病前血压水平。忌过早过快降压导致脑低灌注。血压过低者宜升压治疗，以保持正常的脑灌注压。

(8) 脑出血后 48 小时脑水肿达高峰，且维持 3~5 天或更长时间，使颅内压增高甚至引起脑疝，是脑出血的主要死亡原因。因此脑出血患者宜积极采取措施降颅压，建议首选高渗脱水药，如甘露醇、甘油果糖、甘油氯化钠等，建议尽量不使用类固醇，因其副作用大，降压效果不如高渗脱水药。而甘露醇脱水迅速，但容易反跳，建议小剂量多次使用或与甘油果糖等合用，使用脱水剂时应监测水电解质平衡及心肾功能。忌长期大量使用脱水剂而不观察相关指标，导致出现肾功能衰竭等严重情况。

(9) 脑出血患者一般不建议使用止血药，因为没有可以改善预后的循证医学证据，但建议监测凝血功能。对脑外伤引起的脑出血、珠网膜下腔出血，凝血功能障碍者，可以考虑给予止血药，如立止血等，建议使用时间也不要超过一周，因为长期使用，加上患者长期卧床，容易出现栓塞情况。

(10) 近年研究认为亚低温治疗脑出血是很有前途的治疗措施，有条件的医院宜尽早使用。

(11) 脑保护剂、神经营养剂等可适当应用，但无循证医学证据证明肯定有效，忌长期大量使用，造成不必要的资源浪费。

5. 急性脑出血外科治疗宜与忌

(1) 外科治疗目的　尽快清除血肿、降低颅内压、拯救生命，其次是尽可能早期减少血肿对周围脑组织的压迫，降低致残率。

(2) 主要手术方法　小脑减压术、开颅血肿清除术、钻孔扩大骨窗血肿清除术、钻孔微创颅内血肿清除术、脑室出血脑室引流术等。

(3) 少量出血病人即脑叶出血<20ml，小脑出血<10ml 的患者主张内科保守治疗，不需手术，中至大的血肿患者有手术指征者宜尽早手术，神志越清醒手术效果越好，意识越差，手术效果越差。一般小脑蚓部出血≥5ml，小脑半球出血≥10ml，脑叶出血≥20ml 伴颅高压、梗阻性脑积水，占位效应明显者宜尽早手术。但脑干出血、大脑深部出血、淀粉样血管病致脑叶出血者禁忌手术。出血量的估算方法以 CT 测量为准，出血量（ml）＝最大面积长轴（cm）×最大面积短轴（cm）×层面数÷2。

6. 急性脑出血并发症治疗的宜与忌

（1）脑出血合并意识障碍者，因卧床、尿潴留、呛咳等易发生肺部感染和尿路感染，宜尽早选用抗生素治疗，最好根据培养结果选用抗生素，避免长期大量使用强力抗生素致菌群失调。

（2）急性脑出血患者易发生应激性溃疡致消化道出血，宜早期使用信法丁、洛赛克等预防，保守治疗无效时可胃镜直视下止血，同时输血维持血容量。

（3）部分脑出血病人因抗利尿激素分泌减少，尿排钠增多，易发生稀释性低钠血症，加重脑水肿，宜每日限水摄入800～1000ml，补钠9～12g，但纠正时宜缓慢，忌过急过快纠正，导致脑桥中央髓鞘溶解。

7. 脑出血患者康复治疗宜与忌

（1）脑出血急性期（48小时内）病情不稳定，易再出血，宜卧床静养，忌反复搬动，肢体宜保持功能位，定时翻身、拍背排痰，忌长期不翻身致压疮、坠积性肺炎等并发症发生。

（2）脑出血患者病情稳定后，宜尽早进行康复治疗，一般在10～14天就可开始功能锻炼，忌担心再出血长期卧床不锻炼，导致肢体功能废用性萎缩。康复训练最好在专业康复医师指导下循序渐进，按质按量有计划地进行。忌盲目冒进，效果适得其反。

（3）瘫痪肢体功能的康复训练，宜先采取被动运动，如针灸、按摩宜尽早进行。如果病人肢体的主动功能有所恢复，宜尽早进行主动运动康复训练；在主动功能有较好的恢复时，宜给予拮抗肌协调机能的训练，训练宜在患肢和健肢之间交替进行；宜给予适当的运动量。忌过频过大的运动量导致疲劳，甚至加重偏瘫病人的肌肉痉挛。一般认为运动后肌张力有所降低，则达到了锻炼目的，如果运动后肌张力增高，可能是运动量过大或过分紧张劳累所致。

（4）语言康复难度较大，宜耐心细致地工作，训练时间常需6个月以上，宜从简单词、简单句开始，尽可能多让病人重复、复述，同时多给予病人鼓励。忌同时提出许多问题，使病人无能力理解和应答。

（5）脑出血病人多有神经源性膀胱，大部分表现为尿失禁，急性期宜尽早留置导尿管，并2～3小时放尿一次，病人神志清楚有尿意排尿感时,尽早拔除导尿管。忌长期留置导尿管并持续排尿,致使膀胱丧失功能,尿失禁无法康复。

(6)脑出血患者的康复训练和体育运动宜适度,忌不运动或过度过量运动,适宜散步、慢跑、太极拳、气功等保健锻炼,忌快跑、猛力弯腰、用力憋气等剧烈运动。

四、脑出血预防的宜与忌

1. 脑出血多为高血压所致,预防脑出血很大程度上是控制血压,宜持续、规律、平稳降压,大多数病人需终身服药。忌不正规用药、间断用药或血压波动过大。宜选用长效制剂,忌随意停药。

2. 情绪波动也是脑出血的重要诱因,因此保持情绪稳定是预防脑出血的重要措施。宜保持心境平和、开朗,忌过分高兴、激动,也要避免过分悲伤、生气,如有甲亢、精神问题,应进行相应的治疗和心理疏导。

3. 宜遵守规律生活,劳逸结合。忌长期处于嘈杂的环境中,过分劳累,不注意休息;忌长时间看电视、看报纸;忌看过分刺激的节目和内容,尽量避免应激情况。

4. 保证充足的睡眠,尤其老年人每天睡眠时间最好不要少于6~8小时,中午宜小睡,尽量少用安眠药,睡前喝一杯牛奶或热水泡脚,以利睡眠。忌睡前进行太过激动的娱乐项目。睡后起床时,宜在床上活动一下四肢和头颈部。忌一醒来就马上起床,使血压波动太大,甚至晕倒出现卒中。

5. 宜注意保持大便通畅,养成定时排便的习惯,老年人易发生便秘,宜适当使用通便药,忌长期便秘不处理,费力排便导致严重后果。

6. 饮食宜清淡,少油少盐,不宜过饱,建议以牛奶、蔬菜为主,适当进食瘦肉、鱼、水果,宜多吃新鲜的蔬菜,如菠菜、油菜、白菜、萝卜、西红柿、冬瓜、扁豆等，因为新鲜蔬菜，尤其是绿叶蔬菜和水果，含有丰富的维生素 C 和钾、镁等，不但可降低胆固醇，同时可增加血管的致密性，可防止脑出血。禁烟酒，多饮茶，少喝咖啡。

（易玉新）

第三章

蛛网膜下腔出血的宜与忌

一、何谓蛛网膜下腔出血,如何分类

(一) 蛛网膜下腔出血的定义

蛛网膜下腔出血 (SAH) 是指颅内血管破裂后血液流入蛛网膜下腔。

蛛网膜下腔出血可发生于任何年龄,约半数在 40~60 岁发病,女性多于男性。常发病突然,表现为突然剧烈头痛,颈背部或下肢疼痛,恶心、呕吐、畏光和嗜睡,可出现意识丧失,眼底可见玻璃体出血。病情多较凶险,死亡率较高。

(二) 蛛网膜下腔出血的分类

蛛网膜下腔出血一般分为颅脑损伤性和非损伤性(自发性)两大类。自发性蛛网膜下腔出血又分为两种:由于脑底部或脑表面的病变血管破裂血液流入蛛网膜下腔称做原发性蛛网膜下腔出血;因脑实质内出血,血液穿破脑组织进入蛛网膜下腔者,称继发性蛛网膜下腔出血。

蛛网膜下腔出血最常见的病因为先天性动脉瘤 (50%~80%)。其次是脑血管畸形和高血压动脉硬化动脉瘤。其他还有颅底异常血管网、各种原因引起的感染或自身免疫反应性动脉炎、肿瘤破坏血管、抗凝治疗的并发症等。

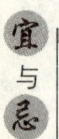

二、蛛网膜下腔出血诊断中的宜与忌

1. 活动、用力或激动状况下突然剧烈头痛、呕吐，宜及时到医院就诊，忌拖延时间、耽误诊治。

2. 体查时出现脑膜刺激征、眼底视网膜出血等体征，宜行头部CT检查。

3. 颅脑CT示脑沟回、脑池有高密度影，宜及时诊断为蛛网膜下腔出血并处理。如颅脑CT阴性，老年人忌轻易排除本病，宜行腰穿检查。腰穿发现血性脑脊液、压力高可确诊本病。

4. 蛛网膜下腔出血确诊后，宜积极寻找病因，血管造影可显示动脉瘤或血管畸形。忌仅仅治疗出血，而忽视病因的查找。

三、蛛网膜下腔出血治疗的宜与忌

1. 治疗的主要目的　最大限度的降低死亡率及致残率。

2. 蛛网膜下腔出血的治疗

（1）在急性期宜绝对卧床休息至少4周，保持周围环境的安静，情绪稳定。忌起床活动、家属探视、情绪激动。

（2）止血宜采用抗纤溶等方法。宜选用氨基己酸，大剂量，长疗程使用。忌用肝素、阿司匹林等抗凝、抗血小板聚集药物。

（3）预防和解除脑血管痉挛。宜用尼莫地平静脉点滴或口服，亦可选用其他钙通道阻滞剂。忌用钙通道阻滞剂以外的其他扩血管药物。

（4）降低颅内压。宜使用甘露醇、甘油果糖、速尿等药物。忌用强力降压药。血压过高时,宜先降颅内压,再降血压。

(5) 减少脑组织损害。宜使用脑复康等护脑药物。忌用影响脑细胞代谢的药物。

(6) 对症治疗。宜加强营养支持治疗。

(7) 防治并发症。防治脑积水,宜行腰穿放液,一次缓慢放出腰脊液8～15ml,必要时重复一次。控制肺部感染宜及时使用抗生素。防治消化道溃疡宜用止酸护胃药。

(8) 去除病因治疗 CT扫描或脑血管造影证实为血肿或肿瘤者,宜及时做血肿或肿瘤摘除术,如为血管畸形或动脉瘤者,宜直接切除或行夹闭手术,或通过导管向畸形血管注射硬化剂或栓塞物。

四、蛛网膜下腔出血药物治疗的宜与忌

蛛网膜下腔出血的基本用药主要是抗颅高压、脑水肿及防治脑血管痉挛,可据患者的个人状况和病情在基本药物中选用或联合用药。

1. 宜用脱水剂 对于大多数有颅内高压病人宜使用脱水剂,这是重要的对症治疗和抢救措施,因其可减轻脑水肿、预防或治疗脑疝。高渗性利尿剂及其用量的选择宜根据病人颅高压和脑水肿的严重程度、心脏功能、肾脏功能等情况适当选择。肾上腺皮质激素(地塞米松等)应用于严重脑水肿颅高压病人,宜注意防治"胃出血"。

2. 宜控制血压 蛛网膜下腔出血后由于颅内高压会引起血压的反射性进一步升高,宜用降压药适当控制血压以防止再出血。

3. 宜防治脑血管痉挛 尼莫通静脉滴注被认为能有效预防和治疗脑血管痉挛。

4. 宜镇静止痛 剧烈头痛病人宜用止痛药。

5. 宜加强抗感染 感染是患者最常见的合并症,宜根据感染的部位、类型等进行处理并选用适当的抗生素。

五、蛛网膜下腔出血患者饮食治疗的宜与忌

1. 饮食营养治疗的目的 全身营养支持，保护脑功能，促进神经细胞的修复和功能的恢复。在饮食营养供给上宜个体化。根据病人的病情轻重，有无并发症，能否正常饮食，消化吸收功能、体重、血脂、血糖、电解质等因素，宜提出不同的饮食营养治疗方案。在急性期饮食治疗是让病人能度过危急阶段，为恢复创造条件。恢复期宜提出合理饮食的建议，纠正营养不足或营养失调，促进恢复和防止复发。饮食治疗忌乱补、过补。

2. 蛛网膜下腔出血病人的饮食治疗

(1) 重症蛛网膜下腔出血病人的饮食治疗 重症或昏迷病人在起病的2～3天之内如有呕吐、消化道出血者应禁食，宜从静脉补充营养。3天后开始鼻饲，为适应消化道吸收功能，开始的几天内以米汤、蔗糖水为主，每次200～250ml，每天4～5次。在已经耐受的情况下，宜给予混合奶，以增加热能、蛋白质和脂肪，宜用牛奶、米汤、蔗糖水、鸡蛋、少量植物油。对昏迷时间较长，又有并发症者，宜供给高热能、高脂肪的混合奶，保证每天能有蛋白质90～110g，脂肪100g，碳水化物300g，总热能10.46MJ（2500kcal），总液体量2500ml，每次300～400ml，每天6～7次。鼻饲速度宜慢些，防止返流到气管内。必要时可选用匀浆饮食或要素饮食。

(2) 一般蛛网膜下腔出血病人饮食治疗 热能可按125.52～167.36kJ（30～40kcal）供给，体重超重者宜适当减少。蛋白质按1.5～2.0g/kg，其中动物蛋白质不低于20g/d，包括含脂肪少的而含蛋白质高的鱼类、家禽、瘦肉等，豆类每天不少于30g。脂肪不超过总热能的30%，胆固醇应低于300mg/d。应尽量少吃含饱和脂肪酸高的肥肉、动物油脂，以及动物的内脏等。超重者脂肪应占总热能的20%以下，胆固醇限制在200mg以内。碳水化物以谷类为主，总热

能不低于55%，宜粗细搭配，多样化；宜限制食盐的摄入，每天在6g以内，如使用脱水剂，或是利尿剂可适当增加；为了保证能获得足够的维生素，每天宜供给新鲜蔬菜400g以上。进餐制度宜定时定量，少量多餐，每天4餐，晚餐宜清淡易消化。也可结合具体情况选用一些食疗方。如：木耳粥：木耳10g，小米100g。葛根粥：粟米100g水浸一夜滤干，与葛根粉60g同煮粥食，每日一次，宜常食。

六、蛛网膜下腔出血患者体育锻炼的宜与忌

1. 应强调指出的是蛛网膜下腔出血患者急性期宜绝对卧床休息，忌活动。

2. 动脉瘤所致蛛网膜下腔出血患者术后及其他原因引起的蛛网膜下腔出血患者恢复期忌过于剧烈或疲劳的运动。但并不是不能运动，宜劳逸结合，尤其是脑力劳动者更应注意参加室外运动。宜选择节律较慢的、运动量较小、且放松的活动，如散步或太极拳。散步宜每日傍晚进行15分钟到1个小时，速度中度或偏慢。太极拳宜每早进行。一般通过这样节律和缓的运动后，可使血压下降，消除疲劳，促进睡眠，保持大便通畅。

3. 体育锻炼注意事项

（1）蛛网膜下腔出血急性期忌体育锻炼，宜在病情稍稳定（4～5周）后开始逐步进行。

（2）患者宜根据病情选择适于自己的锻炼方法，宜循序渐进，逐步增大活动量，可由床上活动逐步过度到地上、户外活动。且宜持之以恒，不可一暴十寒。

（3）锻炼前宜进食少许，忌饱食后立即锻炼，亦不可空腹锻炼。

（4）宜选择空气清新、流通、风景优美的地方锻炼，这样既可起锻炼的作用，又可陶冶情操。

七、蛛网膜下腔出血患者生活习惯的宜与忌

1. 宜调畅情志 宜保持轻松愉快的情绪,避免过度紧张。在工作1小时后最好能休息5～10分钟,可做操、散步等调节自己的精神。心情郁怒时,要转移一下注意力,通过轻松愉快的方式来松弛自己的情绪。最忌情绪激动、暴怒,防止发生再出血。宜生活规律,保证充足睡眠(7～8小时)。

2. 宜饮食有节 宜节制日常饮食,少吃脂肪、甜食、盐。饮食以清淡为主,多食蔬菜水果。忌暴饮暴食。肥胖者应控制食量及热量,减轻体重。宜保持良好的睡眠状态,睡前宜用温水浸泡脚,忌看小说,看紧张恐怖的电影电视。宜保持大小便通畅,忌用力解大便,避免再出血的发生。宜多吃些芹菜、韭菜、白菜、菠菜等纤维素多的蔬菜,以保持大便通畅。性生活使人处于高度兴奋状态,神经血管紧张,甚至可引起再出血,宜节制性欲,慎房事。

3. 宜戒烟戒酒 烟碱(尼古丁)可收缩微细血管,使心跳加快,血压升高;大量喝酒及喝烈性酒使血管扩张。二者均能增加再出血的危险性。

4. 宜劳逸结合 如从事高度紧张的工作,宜注意劳逸结合,争取多休息。忌有害的慢性刺激(如噪音)的影响;忌重体力劳动、剧烈运动,如负重、长跑、搬运重物等。

5. 宜坚持锻炼 应坚持打太极拳,练气功,每日早、晚各一次,可改善血液循环,减少外周阻力而使血压降低。

6. 宜坚持服药 坚持服药治疗是十分重要的。如一种药物产生耐药性而失效时,应及时更换其他药物。忌不遵医嘱、随意停药,以免增加再出血的危险性。

八、蛛网膜下腔出血预防的宜与忌

1. 休息起居宜适度　本病发生多在剧烈运动或夜间睡眠中，故在日常生活起居中，宜合理安排脑力劳动和体力劳动。脑力劳动者忌终日伏案，宜参加适当的体育锻炼。体力劳动者忌过度劳累，宜注意休息。

2. 宜注意防寒避暑　冬季寒冷，气候骤变和伏暑盛夏，气候炎热时易发生本病，故中老年人既要注意保暖防寒，又要避暑防热。

3. 宜保持精神情志舒畅　情志过极可使血压升高，诱发本病。故切忌过分激动，避免愤怒、焦虑、兴奋、大惊大恐等。

（曾　艺）

第四章

脑梗死的宜与忌

一、脑梗死的定义

脑梗死是缺血性脑卒中的总称,包括脑血栓形成,腔隙性梗死和脑栓塞等,约占全部卒中的70%,是脑血液供应障碍引起缺血、缺氧,导致局限性脑组织缺血性坏死或脑软化。

二、脑梗死的病因

1. 动脉粥样硬化 是本病最重要的病因,高血压病、糖尿病和高脂血症可加速动脉粥样硬化过程。

2. 高血压病 与动脉粥样硬化互为因果,可加速动脉粥样硬化过程。

3. 动脉炎 如结缔组织病、细菌、病毒、螺旋体感染等。

4. 栓子脱落 ①心源性栓子:如慢性心房纤颤、风湿性心瓣膜病、心脏附壁血栓等;②非心源性栓子:如动脉粥样硬化斑块脱落、肺静脉血栓、骨折或手术时脂肪栓和气栓等。

5. 药物性 如可卡因、安非他明等,但少见。

6. 血液系统疾病 如红细胞增多症、血小板增多症、血栓栓塞性血小板减少性紫癜、弥漫性血管内凝血等。

7. 其他 较罕见。如脑淀粉样血管病、烟雾病、肌纤维发育不良和颅内、外夹层动脉瘤等。

三、脑梗死的分类

1. 依据症状体征分类

（1）完全性卒中　发生卒中后神经功能缺失症状体征较严重、进展快，常于 6 小时达到高峰。

（2）进展性卒中　缺血性卒中发病后神经功能缺失症状较轻微，但呈渐进性加重，在 48 小时内仍不断进展，直至出现较严重的神经功能缺损。

（3）可逆性缺血性神经功能缺失（RIND）　缺血性卒中发病后神经功能缺失症状较轻，但持续存在，可在 3 周内恢复。

2. 依据临床表现及神经影像学检查证据分为

（1）大面积脑梗死　通常是颈内动脉主干、大脑中动脉主干或椎基底动脉主干梗死。表现为病灶对侧完全性偏瘫、偏身感觉障碍及向病灶对侧凝视麻痹或意识障碍，四肢瘫和多数脑神经麻痹，出现明显的脑水肿和颅内压增高征象，甚至发生脑疝。

（2）分水岭脑梗死　也称边缘带脑梗死，是相邻血管供血区分界处或分水岭区局部缺血，多因血流动力学障碍所致，如颈内动脉严重狭窄伴全身血压降低时或源于心源性休克、心律失常、动脉源性栓塞，症状较轻、恢复较快。

（3）出血性脑梗死　脑梗死灶的动脉坏死使血液漏出或继发出血，常见于大面积脑梗死后。

（4）多发性脑梗死　是两个或两个以上不同供血系统脑血管闭塞引起的梗死，是反复发生脑梗死所致。

四、脑梗死的病理分期

1. 超早期（＜6小时） 病变脑组织变化不明显，可见部分血管内皮细胞、神经细胞及星形胶质细胞肿胀、线粒体肿胀。

2. 急性期（6～24小时） 缺血区脑组织苍白和轻度肿胀，神经细胞、胶质细胞及内皮细胞呈明显缺血改变。

3. 坏死期（24～48小时） 大量神经细胞消失，胶质细胞坏变，中性粒细胞，淋巴细胞及巨噬细胞浸润，脑组织明显水肿。

4. 软化期（3日～3周） 病变区液化变软。

5. 恢复期（3～4周后） 液化坏死脑组织被清除，脑组织萎缩，小病灶形成胶质瘢痕，大病灶形成中风囊，此期持续数月至2年。

五、脑梗死的病程分期

分3期：①急性期（1～2周）；②恢复期（2周～6个月）；③后遗症期（＞6个月）。

六、脑梗死诊断中的宜与忌

1. 宜了解及掌握缺血性脑卒中的常见症状

（1）症状突然发生。

(2) 一侧肢体（伴或不伴面部）无力、笨拙、沉重或麻木。

(3) 一侧面部麻木或口角歪斜。

(4) 说话不清或理解语言困难。

(5) 双眼向一侧凝视。

(6) 一侧或双眼视力丧失或模糊。

(7) 视物旋转或平衡障碍。

(8) 既往少见的严重头痛、呕吐。

(9) 上述症状伴意识障碍或抽搐。

2. 宜尽早送医院　缺血性脑卒中成功治疗的时间窗非常短暂（3～6小时），尽快送医院明确诊断非常重要。

3. 宜尽快收集病史及体征等信息　如神经症状出现的时间、确定神经症状的性质，昏迷量表评分，近期患病、手术或外伤史，近期用药史。

4. 医疗机构宜做出快速反应　有关科室协作，医院宜有24小时随诊的脑卒中专业的技术人员，确保血常规、生化和凝血功能，急诊头部CT检查在到达医院时立即进行。

5. 忌发病后送医院急救不及时　缺血性脑卒中发病后能否及时送到医院进行救治，是能否达到最好救治效果的关键。缺血性脑卒中成功治疗的时间窗非常短暂（3～6小时），应减少转运时间的延误，人们应充分认识脑卒中的危害和及时到医院就诊的重要性。

七、脑梗死药物治疗的宜与忌

（一）脑梗死治疗的主要目的

是最大限度地降低死亡率及致残率。

(二) 脑梗死的治疗原则

脑梗死的治疗宜根据不同的病因、发病机制、临床类型、发病时间等确定针对性强的治疗方案，实施以分型、分期为核心的个体化治疗。

(三) 脑梗死的个体化治疗

腔隙性脑梗死宜采取改善循环治疗，忌使用脱水剂及溶栓治疗。

1. 腔隙性脑梗死系长期高血压引起脑深部白质及脑干穿通动脉病变和闭塞，由于病变很小，常位于脑功能相对静区，绝大多数神经功能缺损不明显或较轻，多数伴有血浆中纤维蛋白原和血液黏滞增高，脱水剂治疗很可能导致新的脑梗死病灶或原有的梗死病灶范围扩大。

2. 溶栓治疗会增加出血风险，得不偿失。

3. 大、中梗死宜积极抗脑水肿降低颅内压治疗，防止脑疝形成。

4. 在病程<6小时的时间窗内有适应证者宜行溶栓治疗，宜进行溶栓治疗的脑缺血性卒中人群为：年龄18～75岁，发病在6小时以内，脑功能损害的体征持续存在超过1小时，且比较严重（NIHSS评分7～22分），脑CT已排除颅内出血，且无早期脑梗死低密度改变及其他明显早期脑梗死改变。

5. 忌溶栓治疗

(1) 既往有颅内出血史者忌溶栓治疗；

(2) 近3个月有头颅外伤史者忌溶栓治疗；

(3) 近3周内有胃肠道或尿路出血者忌溶栓治疗；

(4) 近2周内进行过大的外科手术者忌溶栓治疗；

(5) 近1周内有不可压迫部位的动脉穿刺者忌溶栓治疗；

(6) 严重心、肾、肝功能不全或严重糖尿病者忌溶栓治疗；

(7) 体检发现有活动性出血或外伤（如骨折）证据者忌溶栓治疗；

(8) 已口服抗凝药物，且国际标准化比值（INR）>1.5或48小时内接受过肝素治疗（APTT超过正常范围）者忌溶栓治疗；

(9) 血小板计数<100 000/mm³、血糖<2.7mmol/L、收缩压>180mmHg 或舒张压>100mmHg 者忌溶栓治疗；

(10) 妊娠或不合作（拒绝对溶栓并发症承担相应风险责任）者忌溶栓治疗；

(11) 发病超过 6 小时这一时间窗及恢复期患者，溶栓多不会增加治疗效果，且会增加再灌注损伤和出血并发症，故忌溶栓治疗。

6. 注意事项　溶栓治疗时及治疗后宜送至 ICU 或者卒中单元进行监测，宜定期进行神经功能评估，血压监测，患者出现严重头痛、急性血压增高、恶心或呕吐，宜立即停用溶栓药物，紧急进行头部 CT 检查。静脉溶栓后宜继续综合治疗，根据病情选择个体化方案。静脉溶栓治疗后 24 小时内忌使用抗凝、抗血小板药物，忌过早放置鼻胃管、导尿管或动脉内测压导管，以上治疗会导致大出血风险。

八、脑梗死血压调控的宜与忌

缺血性脑卒中伴血压增高患者，宜积极平稳控制过高的血压，在降血压治疗过程中，严密监测血压变化，降血压宜缓慢进行，忌降血压过低、过快，因为此类患者的血压自动调节功能差，急速大幅降血压则易导致脑缺血，影响神经功能的康复。脑梗死急性期，如收缩压在 180～220mmHg 或舒张压在 110～120mmHg 可不必急于降血压治疗，如果>220/120mmHg，宜给予缓慢降血压治疗，并严密观察血压变化，防止血压降得过低。如为溶栓治疗前后，则宜及时降低血压至<180/105mmHg；脑梗死恢复期，宜按高血压病的常规要求，使血压缓慢平稳控制在正常范围，以预防脑梗死复发。降压治疗宜个体化，因为每个患者的基础血压不同。

对降血压药物敏感性不同，以及合并其他不同的疾病等，降血压过程中宜应注意脑、心、肾器官的保护。

九、脑梗死康复治疗的宜与忌

脑梗死的致残率高，宜进行正规的康复训练，训练宜循序渐进并坚持。康复治疗对脑血管整体治疗的效果和重要性已被国际公认。

1. 急性期的康复治疗　宜在综合性医院内的脑血管病房实施急性期脑血管病早期康复治疗，协助临床治疗，防止继发合并症的发生，实施早期坐位能力、进食能力的训练，可以预防深部静脉闭塞症、褥疮、关节挛缩、吸入性肺炎等长期卧床引起的并发症。这段时间一般为7天左右，基本程序如下：

（1）正确的卧床姿势　患侧卧位、健侧卧位、仰卧位，采取仰卧位为过渡性，忌时间过长，每次轮换不超过2小时。

（2）床上坐位　宜保持患者躯干的直立，用大枕垫于身后，髋关节屈曲90°，双上肢置于移动小桌上，防止躯干后仰，肘及前臂下方垫枕，以防肘部受压。

（3）关节活动度的训练　宜早期开始，每天做2次，每次10～20分钟。做各关节及各方位的运动2～3次。

（4）正确的椅子及轮椅上的坐姿　与卧床相比，坐位有利于躯干的伸展，可以达到促进全身身体及精神状态改善的作用，因此在身体条件允许的前提下，宜尽早离床，采取坐位，并且宜保持正确的坐姿，才能起到治疗和训练的目的，忌过长时间卧床，及不正确的坐姿，这样会导致褥疮、坠积性肺炎的发生，影响康复治疗的效果。

（5）转移动作训练　急性期宜进行床上的转移（仰卧位的侧方移动的翻身），床上起坐，自床向轮椅的转移、起立等。

（6）上肢自我主动辅助训练　肩部及肩关节的活动性影响到上肢运动功能的恢复，宜在康复医师指导下进行训练，这样既能对容易受损的肩关节起到保护作用，又能较好地维持其活动性。

（7）针灸治疗　有增强上下肢的肌力、步行能力、改善上肢运动功能的效果。

2. 恢复期的康复治疗 可转到康复科作进一步康复治疗,以提高患者的肢体运动功能及日常生活能力,如站立平衡训练,步行能力训练、转移训练、自行进食、洗澡、整容洗漱、入厕、语言交流能力等训练,一般为一个月左右,踝关节选择性背屈和跖屈运动,双下肢交替向前迈出,骨盆及肩胛带旋转训练,立式学步机学习步行,双手臂扶双杆走平衡木板训练,为期2～3个月。

3. 感觉障碍的康复治疗 宜建立感觉-运动训练一体化的概念,忌将感觉训练、运动训练截然分开训练,这样康复训练的效果会大打折扣。

十、脑梗死患者饮食治疗的宜与忌

脑梗死患者饮食宜清淡,即宜低盐、低脂肪、高纤维素,足量蛋白质饮食。在急性期,由于存在低营养状态,可适当增加饮食中蛋白质的量。每天盐的摄入量应低于6克,对伴有高血压病的患者,每天盐的摄入量宜严格控制在2～5克,较肥胖患者宜进食低热卡食物,宜多饮水,以防止血液黏稠,促使脑梗死的加重。适宜的食品包括淡水鱼、牛肉、瘦肉、低脂牛奶、鸡蛋清、米饭、粥、面食、大豆制品、水果、蔬菜等。忌烟、酒,因烟中含有尼古丁,能加重动脉硬化,大量饮酒,促进血压升高,加速动脉硬化的发生。

十一、生活习惯的宜与忌

脑梗死患者宜保持良好的生活习惯,树立战胜疾病的信心,培养乐观积极向上的生活态度,忌悲观情绪,因为长久的悲观情绪会导致卒中后抑郁症的发生，影响康复效果。脑梗死患者，多有睡眠障碍，宜养成良好的睡眠习惯，宜每天睡眠不少于8小时，宜定时就寝，对于有夜尿习惯的患者，宜将尿壶置于床旁，以防止夜间上厕所时因肢体活动不便跌倒，早上起床时，宜缓慢，防止体位性低血压致头晕跌倒。宜中午小睡，以60分钟为宜，忌过长午睡，致晚上失眠。宜注意保持大小便通畅，卒中的诱发有很多均在用力解大便时。

十二、脑梗死预防的宜与忌

1. 脑梗死的一级预防 脑血管病的一级预防系指发病前的预防，通过改变不健康的生活方式，控制各种危险因素，达到使脑血管病不发生或推迟发病年龄的目的。

（1）宜积极控制血压于正常水平，有研究显示，在控制了其他危险因素后，收缩压每升高10mmHg，脑梗死的发病的相对危险增加49%，舒张压每增加5mmHg，脑梗死的发病率相对危险增加46%。

（2）宜积极治疗心脏病 有心脏病的患者发生脑梗死的危险要比无心脏病者高2.2倍，宜应到心血管专科接受正规的治疗。

（3）宜控制血糖在正常范围 糖尿病是脑梗死重要的危险因素，2型糖尿病患者发生脑梗塞的危险性增加2倍，宜应控制血糖（空腹血糖<7mmol/L）。

（4）宜控制血脂于正常范围。

（5）戒烟，不酗酒。

（6）宜控制体重，治疗肥胖症，肥胖者脑梗死的发病相对危险度为2.2。

（7）对于40岁以上吸烟女性伴有高血压、糖尿病、偏头痛者，忌口服避孕药物，因会增加脑梗死的危险。

2. 脑梗死的二级预防 指对于已经患有脑梗死的患者，预防或降低再次发生脑梗死的危险，减轻残疾程度，宜进一步明确发病的机制，伴有血压升高患者，宜将血压控制于正常，宜选择阿司匹林50～150mg，每天一次服用，以降低再次脑梗死危险，有慢性房颤的病人，宜在专科医师指导下抗凝治疗，宜积极控制血糖及血脂，合理制定饮食，宜进行适度的体育锻炼，如步行、太极拳、气功等。

对降血压药物敏感性不同，以及合并其他不同的疾病等，降血压过程中宜应注意脑、心、肾器官的保护。

（邓洪波）

第五章

老年人头痛的宜与忌

一、什么是头痛，常见类型

头痛是日常生活中最常见的不适症状，它是指局限于头颅上半部包括眉弓、耳轮上缘和枕骨外侧隆起连线以上的疼痛。它可分为：①特发性头痛（原因尚未完全明确的头痛），如血管性头痛、紧张性头痛等。血管性头痛最常见的是偏头痛和脑动脉硬化及脑供血不足引起的头晕、头痛。②继发性头痛（病因比较清楚的头痛），如外伤性头痛，脑炎或脑膜炎后头痛，头部血管脉管炎及静脉窦炎，脑肿瘤及任何原因引起的颅高压和低颅压等。③功能性头痛：又称神经性头痛，是由于大脑的神经调节功能失衡所致。④全身其他疾病的头痛反应：如发热、鼻窦炎、屈光不正、青光眼等。⑤神经痛：如枕大神经痛。

二、各类常见头痛的表现有何不同

头痛的发病形式多种多样、病因和发病机制十分复杂，因此，其表现形式亦各有不同。

1. 偏头痛 是最常见的头痛类型。典型偏头痛有发作先兆期（如持续数分钟的视野突然缺损、暗点、闪光、面部或肢体麻木或感觉异常）。头痛出现在一侧颞部或眼眶后，也可为全头痛、单侧或双侧额头部疼痛，枕部头痛较少见。疼痛性质为搏动性（可随脉搏跳动而搏动），常伴有恶心、呕吐、畏惧光线或畏惧声音，易激动。发作时间为数小时至1天，睡眠后可减轻。头痛发作过后常有疲劳、食欲减退、倦怠等表现。不典型偏头痛（也叫普通偏头痛或无先兆的偏头痛）是最多见的血管性头痛，常为双侧颞部及眶周、头顶部疼痛。可为搏动性疼痛，疼痛持续时还可伴有颈肌收缩，发作时常有头皮触动，牵拉头发或梳头、摸头时可使疼痛诱发或加重；无畏光、视野缺损、眼前出现暗点等先兆症状，发作时多不伴呕吐。和典型偏头痛一样，压迫同侧颈动脉或颞浅动脉可使头痛减轻。这种头痛在老年人多由脑动脉硬化、脑供血不足、高血压等疾病所引起。老年人有两种比较特殊的偏头痛，一种是阵发性的头痛伴反复发作的偏瘫，麻木，失语或发音困难，持续数分钟至72小时，又名晚发型偏头痛。另一种是以眩晕，呕吐，腹泻，关节痛为主要表现，而没有头痛的发作，又叫偏头痛等位症。

2. 紧张性头痛 又称肌收缩性头痛，是双侧枕部或全头部紧缩性头痛或压榨性头痛，是最常见的慢性头痛。典型的表现是几乎每天双侧枕部非搏动性头痛（因此又叫慢性每日头痛），呈持续性钝痛，像一条带子紧束头部或呈头部周围缩箍感，压榨感或沉重感，就像孙悟空的紧箍咒一样包住眼眶上头部。不伴有恶心、呕吐、畏光、视力障碍等先兆症状，许多病人可伴有头昏、失眠、焦虑或抑郁等症状。大多数病人颈肩部肌肉有僵硬感，按摩后感觉舒适，症状可部分缓解。虽然每天发作头痛，但日常生活不受影响，检查可有疼痛部位肌肉触痛或压痛点。

3. 神经性头痛（功能性头痛） 此类头痛多与患者的情绪波动、精神紧张、疲劳、失眠和天气变化有关。在某一段时间里，头痛长期存在。头痛的部位不定，疼痛性质多样或含糊不清。患者常合并大脑皮质功能减弱症状，如头晕、失眠、早醒、多梦、记忆力减退，注意力不集中、焦虑等，也可有多汗、心跳、阵发性脸红、手颤抖等自主神经功能紊乱。这类病人的头痛症状多是神经官能症、神经衰弱综合征、脑震荡后遗症、抑郁症、焦虑症、疑病症和更年期综合征等疾病的表现之一。

三、各类型头痛诊断的宜与忌

在判断头痛的类别时,宜详细了解病人的病史,包括既往有何疾病以及服药史,有无中毒史和家族中有无类似发作患者。宜详细询问病人的情绪、睡眠、精神状态等。另外,宜分析头痛发作的特点,对头痛发病的急缓,有无先兆症状和伴随症状和共存的疾病,发病持续时间,头痛的部位和性质,头痛和严重程度以及缓解和加重的原因应有完整的描述;这些往往是判断头痛类别的重要依据。如头痛性质,偏头痛常描述为搏动性胀痛或跳痛;紧张性头痛表现为经常的头部紧缩感或压迫感;颅内肿瘤描述为持续的进展性的钝痛或头部裂开感;神经性头痛常表现为部位不定,疼痛性质多样或含糊不清。神经痛常描述为电击样、刺痛样和火烙样感。在头痛诊断时,忌将严重的疾病(如恶性肿瘤、脑炎、蛛网膜下腔出血或少量脑出血等)判断为一般性头痛(如血管性头痛或紧张性头痛)。因此,对通过详细的病史了解及体格检查仍不能判断的头痛的类别时,宜作相关的辅助检查,如头部CT或核磁共振、脑电图检查、脑脊液穿刺检查、精神或心理测验等。

也忌将一般性头痛理解为脑肿瘤、脑出血、脑炎等严重疾病而忧心忡忡,这时候必须找专科医生就诊并作出相应的判断。在头痛的诊断时,还有一点需要注意的是宜详细询问病人的伴随表现,这些伴随头痛发生的症状往往对诊断很有帮助。如头痛伴有视力障碍或复视多见于典型偏头痛的先兆、青光眼、前额区的脑肿瘤、动脉瘤、结核性脑膜炎等,头痛伴有呕吐多见于典型偏头痛、脑膜炎、脑出血、颅内高压综合征(脑肿瘤、脑脓肿、慢性硬膜下血肿)。头痛伴有剧烈眩晕多见于后颅窝病变(小脑肿瘤、小脑耳源性脓肿等)。头痛伴有精神症状多见于脑额叶肿瘤、脑炎。体位变化时头痛加重多见于脑室内肿瘤、第三脑室附近肿瘤、颈髓上段或后颅窝病变。头痛伴有面色苍白、多汗、心悸、腹泻等自主神经症状多见于典型的偏头痛。

四、头痛治疗的宜与忌

头痛的治疗措施主要是病因治疗和止痛（包括急性期的止痛和发作间歇期的预防疼痛发作）。

1. 病因治疗是针对引起头痛的原发疾病或诱发因素进行处理。因此，在进行治疗前宜对头痛作出明确的诊断，宜了解诱发或加重头痛的原因。如有手术指征的脑肿瘤和脑出血等应手术治疗，有颅内高压征的应脱水降颅压，精神紧张或心理压力过度的应予以心理治疗或应用镇静剂。

2. 各类型头痛的止痛药物不同，且每种止痛药物的作用机制和副作用也有区别。因此，在应用止痛药物前，宜对头痛的性质作出准确的判断，宜对不同止痛药物的适用证及副作用进行较仔细的了解。忌千篇一律地使用如头痛粉或去痛片或芬必得等常用的止痛药物。

3. 轻度偏头痛或血管性头痛可选用阿司匹林、颅通定、芬必得、二氢麦角胺等镇痛剂。

4. 重度偏头痛可选用麦角胺咖啡因（或舒马普坦），无效时可用盐酸可待因（或哌替啶），偏头痛持续时间大于72小时（中间可有间歇不痛期）可用泼尼松治疗。

急性发作期过后，对偏头痛或血管性头痛宜进行预防性治疗和消除诱发因素。β-受体阻断剂（如倍他乐克、心得安等）、5-羟色胺受体拮抗剂（如甲基麦角酰胺、苯噻啶）、抗抑郁剂（如百忧解、赛乐特、阿米替林等）、阿司匹林、钙离子通道阻断剂（尼莫地平、西比灵等）、抗癫痫药物（如丙戊酸钠）等能预防偏头痛或血管性头痛的发作，宜针对不同的患者进行选用。如易激动和心悸、心率偏快者宜选用β-受体阻滞剂，伴有高血压或脑动脉硬化者宜选择钙离子阻断剂，长期发作伴有焦虑和抑郁者宜选择抗抑郁药物。另外，吸氧或高压氧治疗可缓解头痛，有条件者宜选用。对于以上这些止痛药物较严重的副作用或禁忌证也应该有所了解,如麦角胺咖啡因忌用于严重冠状动脉狭窄或有心绞痛、重度高血压、肾动脉狭窄、孕妇等。阿司匹林、芬必得忌用于严重胃病或有胃出血病史患者。肌紧张性头痛宜选用兼有肌肉松弛作用的止痛药物如强筋松、鲁南贝特、妙纳等,也可选用治疗轻度偏头痛的药物或镇静剂(如安定)或物理治疗法和松弛术。预防性治疗宜选用阿米替林、赛乐特等药物或应用心理疗法。

(李友元)

第六章

老年性痴呆的宜与忌

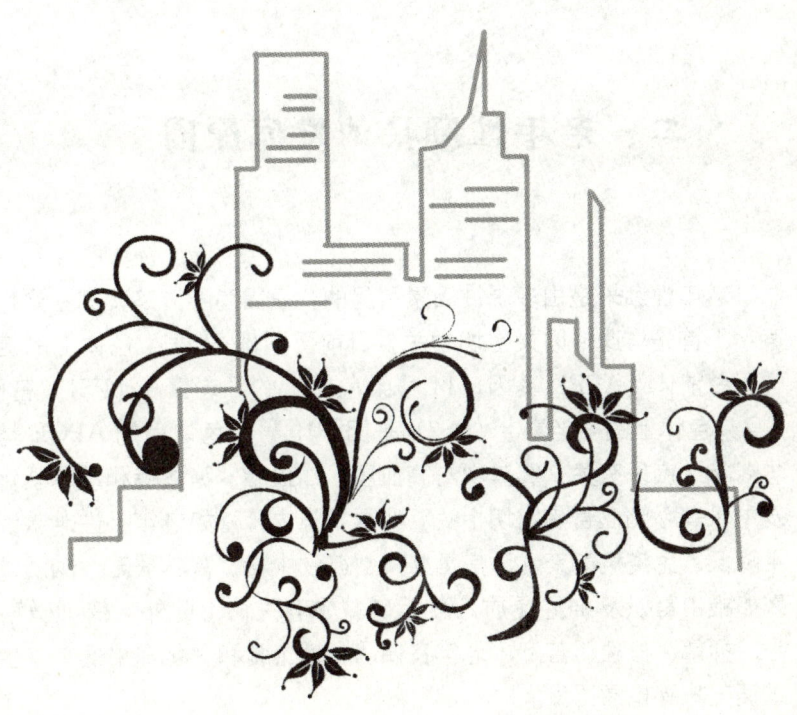

一、正确认识老年性痴呆

老年痴呆是老年期发生的以高级认知功能障碍为特征的一种综合征。根据病因不同，可分为四种类型：①老年性痴呆，即阿尔茨海默病（Alzheimer Disease AD）；②血管性痴呆（Vascular Dementia VD）；③混合性痴呆（即老年性痴呆与血管性痴呆同时存在）；④其他类型的痴呆。如脑外伤、中毒、维生素B族缺乏、脑积水、帕金森病、慢性病毒脑炎等引起的痴呆。其中老年性痴呆占60%，临床主要表现为记忆障碍为主的认知智能障碍综合征，病理特征以老年斑、神经纤维缠结和神经元丢失为主。

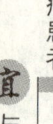

二、老年性痴呆的发病原因

老年性痴呆是由多源性因素引起的，病因尚不清楚，其主要病因有：①首先与遗传因素密切相关，目前已明确21号染色体上的淀粉样蛋白前体（APP）基因，14号染色体上的早老素1（PS1）基因，1号染色体上的早老素2（PS2）基因，19号染色体上的APOE基因与老年性痴呆有关；②其次与高血压、高血脂、糖尿病和动脉硬化以及中风等心脑血管病密切相关；③再次与内分泌如老年女性雌激素水平降低、免疫机能紊乱、病毒感染、药物中毒、营养缺乏、酗酒、金属如铝中毒以及神经递质乙酰胆碱减少有关；④此外，精神长期紧张、抑郁、孤独、苦闷、老年丧偶、长期饱食和文化水平低下、生活单调乏味等也易诱发。

三、老年性痴呆的临床表现

老年性痴呆记忆力下降是其核心症状。通常起病缓慢,最初表现一般不很明显,以后在5～10年内病情逐渐加重直到死亡。

本病临床上可分为早、中、晚三期。

(一)早期表现

一般是忘性大,通常也能进行正常的社会交往,所以经常不被病人和家属注意。此时老人突出的症状是记忆(尤其是短期记忆)障碍,具体表现如下:

1. 记忆损害　以近期记忆损害为主,随做随忘,丢三落四。如做菜时已放过盐了,却不知道放过没有。

2. 失语、失认等症状　表现为词不达意,唠里唠叨。如本来想表达一种意思,说出来却是另外一种意思,对一件事总是反复不停地说;忘记熟人的名字,走在街上,明明是老熟人却叫不出对方的名字。

3. 多疑猜忌自己放错的东西认为被人偷去或怀疑配偶不忠诚。

4. 焦虑表现为爱激动,焦虑不安,不知所措,无目的活动增多。

5. 抑郁情感冷漠,对什么事都不感兴趣,甚至对过去很感兴趣的事情也觉得索然寡味。

6. 人格改变　如原来一丝不苟,谨慎细心的人变得不修边幅,变得自私和不善交际,以自我为中心,不关心周围事物。

7. 计算力下降　上街买菜,挺简单的账算起来很费力,甚至根本不会算了。

(二)中期

老年性痴呆病人,则远记忆和近记忆都明显受损,如忘记用了多年的电话号码，记不住自己哪年结婚。多数病人表现为对周围的事情不感兴趣，缺乏热情，不能完成已经习惯了的工作。有些病人表现为不安，如无目的地在室内走来走去，或半夜起床到处乱摸，开门关门搬东西等。有些病人走得稍远一点就有可能迷路，有的甚至在很熟悉的环境中迷路。

（三）晚期

病人不认识周围环境，不知年月和季节，算10以内的加减法都有困难，日常生活需要照顾，最多只能记起自己或配偶等一两个人的名字。

四、老年性痴呆的诊断

虽然老年性痴呆患者脑组织有其病理特征，但目前尚无可靠的诊断标志，故目前诊断主要依据临床量表及其临床表现（记忆障碍和个性改变，缓慢进行性发展的特征），结合CT、MRI等辅助证据综合分析，排除可引起痴呆的其他躯体和脑的疾病，如血管性痴呆、脑炎后遗症性痴呆、脑外伤后遗症性痴呆等。

五、老年性痴呆的药物治疗宜与忌

（一）用于改善老年性痴呆病人记忆力和智力的药物

1. 胆碱酯酶抑制剂　主要是增加中枢神经系统乙酰胆碱水平，恢复正常的神经传递，增强记忆力与认知功能，可用于治疗轻中度老

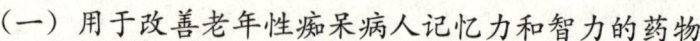

年痴呆。这类药物最常用的有：

（1）四氢氨基丫啶（他克林），由于其肝毒性作用已少用。

（2）多奈哌齐（安理申），忌用于室上性传导障碍的患者、哮喘或阻塞性肺疾病患者、胆囊胆汁分泌紊乱、孕妇及哺乳期妇女。忌与神经肌肉阻滞剂、胆碱能或抗胆碱能制剂、麻醉药合用。

（3）加兰他敏，忌用于支气管哮喘、机械性肠梗阻、癫痫、心绞痛、心动过缓者。

（4）重酒石酸卡巴拉汀（Rivastigmine）　忌用于严重肝功能不全者、胃溃疡及有胃出血史、冠心病、哮喘、尿道梗阻以及孕妇、哺乳期妇女等。

（5）石杉碱甲（huperzine-A）　忌用于癫痫、肾功能不全、肠梗阻、尿路梗阻、心绞痛、心律过缓、哮喘患者。

这类药物最常用，最常见的副作用包括恶心、呕吐、腹泻、食欲减退、肌痉挛、腹痛等，宜小剂量开始逐渐增加剂量。宜尽早使用，规律服药，剂量要足以使患者获益。

2. 脑血管扩张剂　这类药物能扩张脑血管，增加脑血流量，提高对脑细胞的供血供氧，主要是钙离子拮抗剂。

尼莫地平　忌用于脑水肿，颅内压高者，忌与其他钙拮抗剂或β-受体阻滞剂并用。

西比灵　忌用于脑部有活动性出血者，脑梗死急性期，孕妇、哺乳期妇女等。

3. 促进脑细胞代谢药物　这类药主要是促进大脑细胞对氨基酸、磷脂及葡萄糖的利用，增强记忆力，增强病人的反应性和兴奋性。如喜得镇、都可喜、银杏叶提取物等。维生素 B_1、维生素 B_6 能起协同治疗作用。

都可喜　忌与单胺氧化酶抑制剂合用。

喜得镇　忌用于严重动脉硬化、心脏器质性损害、肾脏功能障碍、低血压等。

宜用于轻型患者，于中、晚期病人则被认为是辅助用药。

4. 抗氧化剂　这类药物可消除对细胞有损害作用的自由基，保护神经元，如维生素 E、司米吉林、褪黑素（脑白金）。

司米吉林　忌用于对本品过敏、非多巴胺缺乏的锥体外系综合征、胃及十二指肠溃疡、高血压、心律失常、精神病患者等。

5. 抗炎治疗　通过抗炎治疗，抑制炎症介质介导的毒性损伤，对 AD 的防治有重要作用。如非甾体类抗炎药（消炎痛、阿司匹林等）。

忌消炎痛与阿司匹林合用。

消炎痛　忌用于活动性消化道溃疡、肾功能不全、对非甾体类抗炎药物过敏者、震颤麻痹、癫痫、精神病患者，孕妇、哺乳妇女及儿童。

阿司匹林　忌用于有出血症状的溃疡病或其他活动性出血，血友病或血小板减少症。

6. 雌激素替代疗法　雌激素有抗氧化、抗淀粉样蛋白的作用，并有刺激与认知有关的神经递质的作用，对老年妇女痴呆病有一定作用。

7. 神经营养因子支持疗法　能促进神经系统发育，维持神经系统功能，如脑活素，忌用于肾功能障碍及妊娠早期患者。

8. 中医药治疗　近年来用中医药治疗该病已成为国内外研究的重点。中医一般从脑、心、肾等不同脏腑及气、血、痰、淤、火、郁等病机论治。

（二）对症治疗药物

1. 针对痴呆的精神症状的不同而选择不同的药物。
2. 焦虑不安，睡眠不良时，宜选用抗焦虑药及助眠药。
3. 情绪抑郁时，宜选用抗抑郁药，宜选择不良反应少而轻的药物。
4. 有幻觉妄想以及攻击行为等症状时，宜选择抗精神病药。

（三）药物治疗注意事项

1. 宜早期诊断，早期治疗。
2. 宜定期评估疗效以帮助判断药效，一般初次疗程为 2～3 个月，如 3 个月后毫无进步，宜加量，加药或换药，如有效，宜在严密监测药物不良反应条件下坚持用药。

3. 对重型病例开始即宜合并用药，宜逐渐加量。
4. 选药时宜考虑药物不良反应及价格。
5. 合并用药时宜兼顾不同药理作用。

六、老年性痴呆早期预防宜与忌

虽然目前尚未找到治疗老年性痴呆的特效药，但对轻中度痴呆的患者，如能及时治疗，其记忆和生活能力都能得到不同程度的改善，治疗越早效果越好。而对晚期（病程达到5～12年）的病人，则治疗较困难。因此目前认为最重要的措施不在药物治疗，而在于早期预防。

（一）早期预防的宜

1. 宜积极防治慢性疾病，包括高血压、冠心病、糖尿病、高脂血症、脑动脉硬化、脑卒中、肾功能不全等，这些疾病均可影响脑细胞功能及血液循环，宜积极预防。
2. 宜保持积极的心态，做到乐观、愉快、宽宏大量、热爱生活，以防止智能衰退，宜保持与周围环境及人群的接触，以延缓心理的衰老过程。
3. 宜保持好奇心　对新鲜事物有浓厚兴趣，促进大脑思维活动，获得新知识，防止脑细胞老化萎缩。
4. 宜勤动脑　大脑接受信息刺激多，脑细胞才能发达并有生命力。退休后应该安排一定时间看书学习写文章，让头脑得到活动机会，保持大脑的灵活性。
5. 宜劳逸结合　保持睡眠良好　睡眠要深，每天以7～9小时为宜，使大脑得到充分休息，保持脑细胞活力和精力旺盛。
6. 宜以植物油如豆油、玉米油、茶油、麻油、菜子油等为主供给脂肪。

7. 碳水化合物的供给，宜粗细搭配，除米面主粮外，还应适当补充一些粗杂粮如小米、燕麦、玉米等。

8. 宜补充维生素 每天应进食500g左右的蔬菜和水果。

宜多食富含维生素 B_1 的食物如谷类、豆类、干果、动物的内脏等。

宜多食富含维生素C和维生素E的食物如绿色蔬菜、辣椒、苦瓜、山楂、鲜枣、核桃、芝麻、花生等。

富含维生素 B_{12} 的食物有：雏菊、香菇、大豆、鸡蛋、牛奶、动物肾脏以及各种发酵的豆制品如臭豆腐等。

含叶酸丰富的食物有绿叶蔬菜、柑橘、西红柿、菜花、西瓜、菌类、酵母、牛肉、肝脏和肾脏。

9. 宜常咀嚼口香糖 咀嚼能预防老年性记忆衰退，对预防老年性痴呆有益。

10. 宜多吃鱼 多吃鱼，尤其是高油脂的鱼，如鲑鱼、鳟鱼和鱿鱼等，可有效地预防痴呆症和心脏病。

11. 宜常食大豆 可以摄取充分的植物蛋白，预防老年性痴呆。

12. 宜补充卵磷脂 可增加记忆，思维，分析能力，使人变得聪明，可延缓脑力衰退。含卵磷脂丰富的食物有大豆及其制品、鱼脑、蛋黄、猪肝、芝麻、山药、蘑菇、花生等。

13. 宜常吃富含胆碱的食物 能增强记忆力，含胆碱丰富的食物有豆类及其制品、蛋类、花生、核桃、鱼、瘦肉等。

14. 宜清淡可口，宜少煎、炸，多蒸、煮，多种食物互补，在增进食欲的同时，保证营养的供给。

15. 宜适当增加含钙、铁、锌等矿物质和微量元素的食物供给如紫菜、海带、黑木耳、香菇、金针菇等。

16. 可适量服用"六味地黄丸" 有滋阴补肾的作用，具有抗衰老、抗氧化、增强记忆、改善健忘的作用，对预防老年痴呆有特殊作用，可在医生指导下适量服用。

17. 宜每天清晨及傍晚在空气清新的地方快步走一小时：快步走可提高摄氧量，有助于刺激脑细胞，防止脑细胞退化。

18. 宜经常做十指指尖的细致活动，如手工艺、雕刻、制图、剪纸、打字，以及用手指弹奏乐器等，促进血液循环，有效的按摩大脑，能帮助大脑活泼化，预防痴呆。

19. 宜常使用手指旋转钢球或胡桃，或用双手伸展握拳运动。

20. 宜常做头颈左右旋转运动　其方法是先将头颈缓慢地由左向右旋转 100 圈，再将头颈由右向左旋转 100 圈，效果卓著。

21. 此外适宜的体育运动还有散步、慢跑、徒手操、太极拳等。

（二）早期预防的忌

1. 忌精神刺激、喜怒无常、惊恐思虑等。人到老年之后，气血亏虚、营卫不调，五脏六腑功能日益衰退，如在自然衰老过程中受到外界的不良精神刺激后，容易发生老年性痴呆。

2. 忌过度操劳和精神紧张：不发脾气，情绪稳定，使血压稳定，保证脑组织供血正常。

3. 忌长期使用降血压、镇静安定剂等药物，以避免这类药物对脑功能的干扰，加速病情发展。

4. 忌高盐，每日盐的摄入量控制在 6~8g。

5. 忌铝元素的摄入　①忌用明矾处理饮用水，忌用高岭土（含铝的矿土）及其制品过滤水，以减少铝污染的机会。②忌用铝制炊具和餐具，使用时，忌接触酸或碱。忌用铝锅煮牛奶。③做面食时，宜用活性干酵粉发酵剂，忌用含钾明矾和铵明矾的化学发酵粉。④忌经常服用含铝的药物，如氢氧化铝、氢氧化铝凝胶、硫糖铝、柠檬酸铝等胃病用药。

6. 忌过度喝酒、抽烟　喝酒过度会导致肝功能障碍、引起脑功能异常。抽烟不仅会造成脑血管性痴呆，也是心肌梗死等危险疾病的重要原因。

7. 忌缺乏适当体力活动及脑力活动。

8. 忌饱食　吃的过饱，全身的血液过多地集中在胃肠从事消化工作，大脑供血不足，会影响人的思维记忆，使学习和记忆能力下降，老年人则易患痴呆症。

9. 忌便秘　便秘时大便滞留于肠道过久，有毒物质随血液循环过量进入大脑，可导致智力下降。

　　老年痴呆患者给家庭和社会带来很大的压力和困难，应该坚持预防为主的方针，并做到早期诊断，早期治疗，这样可以较小的费用，取得较好的效果。因此当你身边的老人出现记忆力减退、反应迟钝、丢三落四、神情淡漠、唠叨多疑等现象时，不要以为是正常的老态，应及时找专业医师诊治，以便提高老年人的生活质量。

（吴石星　易玉新）

第七章

颈椎病的宜与忌

一、何谓颈椎病、有何特点及类型

颈椎病是指因颈椎及其附属结构病变导致颈椎失稳、骨质增生、颈椎管或椎间孔变形、狭窄等一系列异常而刺激、压迫颈部脊髓、神经根、交感神经造成其结构或功能性损害所引起的一系列临床症状的综合征。

颈椎病是多种疾病的根源。该病具有发病率高、表现多样化、难治愈、易复发等特点。共同的发病特征是头、颈部活动可诱发和加重病情。可发生于任何年龄,40以上为高发年龄,目前发病年龄明显年轻化。

临床上常见的颈椎病分为神经根型、椎动脉型、交感神经型、脊髓型和混合型五种类型。各型病因不同,表现不同,治疗亦不同。

二、颈椎病的发病原因和作用机制

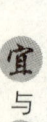

1. 颈椎的先天性畸形或遗传因素 如有先天性发育不全,颅底凹陷,软骨胶元遗传缺陷等人群宜重视颈椎病发生的可能。

2. 年龄因素 随着年龄增加,骨质疏松,累积磨损会使颈椎产生各种退行性变化,颈椎代偿增生。30岁后,颈椎间盘髓核开始脱水变薄,易膨出或突出。原有动脉硬化等血管疾病时更易发生本病。

3. 外伤及慢性劳损 颈椎活动最为频繁,易遭受外伤及劳损,各种急、慢性损伤及修复反应,可形成骨赘及与破坏的椎间盘组织和后纵韧带组成的混合性突出物从而压迫其他组织。

4. 生活方式的改变 长期伏案或使用电脑、驾车等,颈部长期维持一种劳累姿势，会影响颈椎间盘的营养交换，同时使颈后部肌肉和韧带易受牵拉劳损，椎体前缘相互磨损、增生。空调冷风刺激、易诱发颈椎病。

总之，颈椎及其附属结构的损伤、增生及突出对周围组织形成压迫并导致继发水肿和炎症，导致了颈椎病的发生。压迫不同的部位，导致不同类型颈椎病及相应症状。其中，下段颈椎因活动度大，应力集中，病变率最高。

因此，有骨质疏松，长时间伏案工作以及使用电脑、驾车、用高枕、睡软床等的中、老年人宜警惕颈椎病。宜引起注意的是：因体重的增加、高强度的工作、学习中缺少休息和锻炼，导致发病越来越年轻化，尤其是处于升学阶段的学生发病率明显增加。

三、各型颈椎病的常见症状

1. 神经根型　发病率最高，是由于退变颈椎刺激或压迫神经根所致。主要症状为：疼痛向上臂、前臂和手指放射，手指有麻木过敏、异样感，手指活动不灵，仰头、咳嗽、喷嚏可加重疼痛，肩胛、上臂、前胸区有疼痛感。头颈转动、突然牵撞患肢即可发生剧烈的闪电样锐痛。

2. 交感神经型　颈椎各种结构病变的刺激通过脊髓反射或脑-脊髓反射而发生一系列交感神经症状：①交感神经兴奋症状。头痛或偏头痛，有时伴恶心、呕吐；视物模糊、视力下降，瞳孔扩大或缩小，眼后部胀痛；心跳加速、心律不齐，心前区痛和血压升高；头颈及四肢出汗异常以及耳鸣、听力下降，发音障碍等；②交感神经抑制症状，主要表现为头昏、眼花、流泪、鼻塞、心动过缓、血压下降及胃肠胀气等。

3. 椎动脉型　退变颈椎压迫、刺激、牵拉或痉挛等使椎动脉血流供应障碍甚至梗塞。临床表现为突发性、反复性、多样性。①眩晕：可为旋转性、浮动性或摇晃性眩晕。头部活动时可诱发或加重。②头痛。主要为枕部、顶枕部痛，也可放射到颞部。多为发作性胀痛，常伴植物神经功能紊乱症状。③视觉障碍：为突发性弱视或失明、复视，短期内自动恢复。④猝倒：多在头部突然旋转或屈伸时发生，苏醒后不留后遗症。⑤其他：枕部跳痛，不同程度运动及感觉障碍，以及精神症状。

4. 脊髓型 颈椎突出物压迫脊髓。早期为单侧或双侧下肢麻木，以后发展为肌力虚弱，行走困难，大小便功能障碍，或各种类型瘫痪。

5. 混合型 几个类型病症状同时存在，称混合型颈椎病。

四、颈椎病诊断的宜与忌

1. 在日常生活中，颈椎病的表现往往不典型，甚至有一些是非特异性症状，当遇到下列表现时，也宜考虑颈椎病的可能。

（1）"失眠健忘症"和"焦虑、抑郁症" 由长期颈椎病折磨所致。

（2）吞咽不适 椎体前方有较大而尖锐的骨赘增生压迫食管产生吞咽不适，称为"食管型颈椎病"。

（3）视力障碍 视力下降、间歇性视力模糊、一眼或双眼胀痛、怕光、流泪、视野缩小等。这种视力障碍与颈椎病造成的植物神经功能障碍有关。

（4）乳房疼痛 系增生骨压迫第6、第7颈椎的神经根所致，这种疼痛易被误诊为心绞痛或胸膜炎。

（5）心血管损害 由颈椎病而引起，统称为"颈心综合征"。包括"颈性心绞痛"、"颈性心律失常"等。

（6）类似溃疡病的症状 副交感神经兴奋性增高，出现食欲增强、灼热烧心、反酸嗳气、饥饿时疼痛、进食后缓解等，统称"颈胃综合征"。

(7) 其余还有"颈源性抽动症"、"落枕"、"下肢瘫痪或排便障碍"等症状宜考虑颈椎病可能。

2. 颈椎病鉴别诊断宜与忌

颈椎病的症状多样化，宜与其他疾病相鉴别，忌没有明确病情随意下诊断，以免耽误病情。

如有眩晕症状，宜排除耳源性眩晕、美尼埃症、前庭功能紊乱、听神经瘤等。还宜考虑脑源性眩晕、眼源性眩晕。

颈肩上肢痛，宜与诸如落枕、肩周炎、胸廓出口综合征、网球肘、腕管综合征、风湿性关节炎、脊柱炎、肿瘤等相鉴别。

3. 当临床怀疑颈椎病可能时，可行以下检查明确病情

(1) 颈椎动力位 X 线片　查找有无骨质疏松及代偿骨质增生，有无颈椎不稳、椎间孔变窄等。价格相对便宜，禁忌证少，基本能满足诊断条件。

(2) 脊髓造影、CT、MRI　可显示椎间盘突出及脊髓受压情况。其中侧方型颈椎间盘突出宜采用 CTM（脊髓造影＋CT 扫描）进行诊断。脑脊液动力学测定、核医学检查及生化分析可反映椎管通畅程度。此类检查对椎间盘、脊髓等检查有不可替代的优势，但价格相对昂贵，有较多的禁忌证。

(3) 肌电图　用于对神经根损害程度、定位及判断预后。

五、颈椎病治疗方法的宜与忌

颈椎病宜以预防为主，目前没有理想的治疗办法。治疗方法可分为非手术治疗及手术治疗两类。正确的治疗可有效缓解症状，延缓病情进展；错误的治疗可导致病情恶化，甚至引起中风偏瘫或死亡。

（一）非手术方法

绝大部分病人宜采用非手术的保守治疗。

1. 颈部制动　宜为颈椎病治疗的基础。

2. 药物治疗为对症治疗，宜应用止痛剂、镇静剂、营养神经药、肌松药、血管扩张剂及中草药等。对症状的缓解有一定的效果，但要注意药物的不良反应。

3. 颈椎牵引常作为神经根型、颈型和交感型颈椎病的首选疗法。但脊髓型颈椎病脊髓受压较明显者和有明显颈椎节段性不稳者忌用牵引。对中央型颈椎间盘突出症慎用。颈椎牵引时要采取正确的姿势及力度。

4. 推拿、按摩宜慎重，方法要得当，切忌粗暴，宜在正规医院进行。忌用于严重颈脊髓受压的脊髓型颈椎病。忌非专业人员操作，重手法推拿和"扳脖子"等治疗有可能加重椎间盘突出及脊髓、神经根损伤，严重者可在推拿瞬间发生截瘫或死亡。

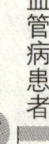

5. 理疗能改善局部血液循环，放松痉挛肌肉，缓解症状。急性期宜行离子透入、超声波、紫外线或间动电流等；疼痛减轻后用超声波、碘离子透入，感应电或其他热疗。急性期病人疼痛症状较重时忌作温热敷治疗。

6. 疼痛剧烈的颈椎病宜采用神经阻滞疗法，椎间孔阻滞（硬膜外腔阻滞）和椎旁交感神经阻滞术，是有效的治疗方法，反复单次阻滞或置管连续注药，都能收到很好的效果。交感型颈椎病宜用星状神经节阻滞术（一般配合椎间孔、颈部痛点阻滞）。常于第一次阻滞治疗后即可收到立竿见影的效果，但多不能维持长久的疗效，故须反复施术以巩固效果，至少须连续治疗2～4个疗程。

7. 心理治疗宜用于有"失眠健忘症"和"焦虑、抑郁症"患者。调节心理情绪，保持心理健康。

（二）手术治疗

注意适应证和禁忌证，只有少数病例才主张手术治疗。

一旦表现脊髓压迫时，病情多较严重，宜尽早施行手术治疗。如有颈以下身体瘫痪，出现不同程度感觉和运动障碍，脊髓受压症状不断加重或突然加剧，必须尽快手术治疗。忌拖延病情，否则受压神经变性，恢复困难。极少数神经根型颈椎病采用非手术疗法久治无效，受压神经定位准确，宜考虑手术治疗。交感神经型定位比较困难，手术治疗应慎重。颈性眩晕或猝倒症状反复发作，经血管造影明确椎动脉受压部位和程度，非手术疗法久治无效，宜考虑手术。

1. 颈椎间盘显微切除术。

2. 颈椎间盘溶核术。

3. 针刀疗法是以针刀直入病灶，松解诱发症状的颈部软组织粘连及挛缩，以阻止颈椎退行性病变的进一步发生。

颈椎骨质增生是颈椎病的一种常见表现，是一种人体的代偿机制，给人带来痛苦的同时，有增强颈椎稳定性，防止颈椎脱位等好处。当颈椎病病情较轻时，不要过度担忧，忌过度治疗。

六、颈椎病预防的宜与忌

预防颈椎病宜从小做起，正常良好的运动促进骨骼的发育；良好的生活习惯和平衡饮食，预防颈椎劳累及过早退变。

1. 宜保持良好的坐姿、站姿，忌长时间伏案工作及使用电脑，宜适当、缓慢做伸颈运动。

2. 生长发育阶段、孕妇及中、老年人宜及时补钙。

3. 睡觉时忌俯着睡，枕头忌过高、过硬或过平，床忌过软。宜睡棕绷床、木板床，软硬适当，保持颈椎、腰椎等的正常生理曲线。

4. 忌颈部急、慢性损伤，忌紧急刹车、长期肩负重物等使颈肩部劳累事件。

5. 忌风寒、潮湿，忌午夜、凌晨洗澡或受风寒吹袭，宜颈部保暖。

6. 预防颈椎病宜缓慢、适度行颈部活动，忌颈部快速运动。

7. 一旦出现颈椎病症状，宜颈部制动、忌进行不正当的颈椎活动，以免加重病情。尤其是忌做环颈运动，可能引起环枢椎脱位。

（成　威）

第八章

老年性震颤的宜与忌

一、什么是震颤、它有哪些表现

老年性震颤是指发生于老年人的特发性震颤。特发性震颤是一种原因不明的以手、足、头部震颤为主要表现的疾病,其发病年龄有两个阶段。一个阶段是20岁左右,另一个是50岁以上。大于60岁的特发性震颤(或50岁左右发病延迟到60岁以后的)称为老年性震颤。

有些人到老年后,当他们活动时,手足或头部就会发抖,特别是从事某些细微的工作,如写字、穿针、拿筷子时症状更加明显,而且动作缓慢、笨拙,严重时还伴有舌子颤抖而影响进食。这些就是老年性震颤的主要临床表现。有调查显示70岁以上老年性震颤的发病率为1.2%~10%。

二、老年性震颤的原因

老年性震颤的原因目前不十分清楚,但与之相关的可能原因有:①遗传因素:从一开始,人们就发现老年性震颤有家庭遗传性。有些资料报道,17%~40%的此类病人有家族史。②神经细胞的老化或损伤:大脑组织内与震颤有关的神经细胞(如黑质、苍白球等)在脑动脉硬化、脑供血不足、长期服药(如奋乃静)或脑炎等影响下发生了退化或变性。③年龄因素:年龄是老年性震颤的危险因素,随着年龄的增长,其发病率增加。

三、老年性震颤诊断的宜与忌

1. 宜了解老年性震颤的发病特点 此病是老年人最常见的运动障碍，以震颤为主要表现。它的特点是病程很长，长达 10 多年或几十年。起病很缓慢，震颤的部位主要在上肢及头部，疾病晚期一部分病人也可出现下肢震颤。上肢处于某一种姿势（如手悬空）或上肢做某一动作时（如拿碗筷）时震颤明显。可先发生于一侧上肢，再向另一侧发展。头部表现为节律性前仰后伸或左右摆动。此种震颤对老年人的日常生活能力及精神状态的影响并不大，但它会受情绪紧张、饥饿、疲劳的影响，遇到以上因素时，震颤会加重。而当精神放松或休息时，震颤就会减轻甚至完全停止。

2. 忌与帕金森症等疾病相混淆 帕金森病和继发于脑血管病等原因引起的帕金森氏综合征的表现之一也是有震颤，两种疾病都常发生于老年人。因此，很容易混淆。要将它们区别开来，除了解老年性震颤的特点外，还要掌握一些帕金森症的特点。即后者为静止性（肢体处于静息状态下）震颤，更重要的往往伴有肢体或躯干肌的肌张力增高，病情进展相对较快，明显影响日常生活。另外，还有增强性的生理性震颤、肌张力障碍性震颤和小脑性震颤等常发生于老年人的运动障碍等需要和老年性震颤相区别。老年人出现震颤时，宜及时到医院找神经科医师就诊，在医生的指导下进行诊断和治疗。

四、老年性震颤治疗的宜与忌

一旦诊断为老年性震颤，首先宜消除心理障碍，充分认识到该病和帕金森病不是一回事，不会导致无法活动或威胁到生命。

由于老年性震颤早、中期对老年人的日常生活能力的影响很小，因此宜观察病情变化及做一些预防性的运动治疗（如肢体及躯干的伸、屈动作，适当的有氧运动、肢体协调能力的训练）。宜避免情绪激动及过度的运动及劳累，忌过早应用药物治疗及乱用药物治疗。因部分患者在阅读了一些有关老年人震颤的相关知识后就擅自服用安坦、美多巴、心得安三类药物治疗，这是很错误的。殊不知，老年性震颤的早中期是不需要药物干预的，更何况治疗帕金森病的药物对老年性震颤不一定有效，而药物的副作用却很多。老年性震颤只有到了明显影响日常生活时才宜进行药物治疗。常用的药物有：扑癫酮、β-受体（或双受体）阻滞剂、肉毒杆菌毒素局部注射等。值得注意的是，少量饮酒能减轻这些病人的震颤，对有些患者来说这倒是一种较简便的方法。另外，中医的辨证施治和针灸疗法对改善震颤症状也有一定的效果。对症状严重的患者，还有手术治疗这一措施，但手术治疗难度大，不到一定的时候是不要考虑手术的。

（李友元）

第九章

帕金森病的宜与忌

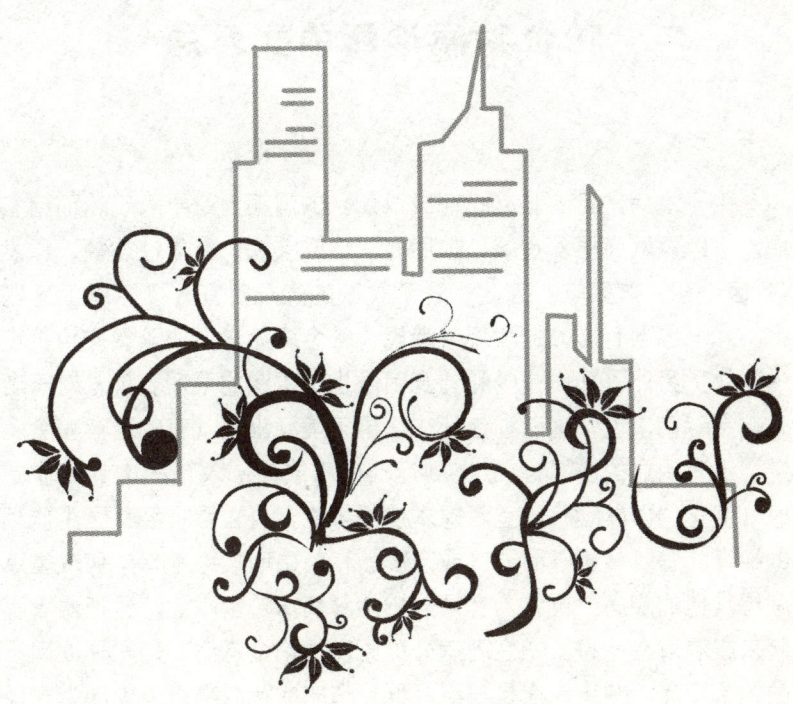

一、什么是帕金森病，为什么又称震颤麻痹

帕金森病是一种常见的神经系统疾病，以运动障碍为主要表现，常见的症状有肢体震颤，肌肉强直（四肢肌肉及躯干肌肉）、运动减少和转身困难等。一般在中年以后发病，其后果是严重影响患者的日常生活和工作能力。此病晚期可导致卧床不起及瘫痪。由于本病的重要临床表现是肢体的震颤和动作不灵活（呈麻痹状态），所以又俗称为震颤麻痹。

二、帕金森病诊断的宜与忌

由于本病常见上肢（一侧或双侧）的震颤为最早表现，而诸多疾病均可以震颤为早发症状，如甲亢、小脑疾病、老年性震颤、原发性（原因不明）震颤等。因此，遇到震颤的表现时宜先排除以上这些疾病。忌一遇到有震颤的表现就考虑为帕金森病。更忌随便应用抗震颤的药物。另外，动作减少和转身困难也是本病的早期表现，对于老年人帕金森病来说，这两种症状往往早于震颤出现（有的老年帕金森病甚至没有明显的震颤），故遇到运动困难或面部表情肌肉的动作减少时（俗称"面具脸"），宜考虑本病的可能，再去看神经科医生作相应的检查。忌以震颤不明显（或无震颤）为由而拒绝考虑本病或重点去考虑其他的疾病。再者，宜区分帕金森病与帕金森症，忌把两者等同起来或混淆在一起。帕金森病又称原发性帕金森病，是一种原因不明的帕金森症。帕金森症是一组（群）临床症状以震颤、少动为表现的疾病，包括原发性帕金森病、继发性帕金森综合征（原因多为脑血管

病、病毒性脑炎、脑中毒、脑外伤等)、遗传性帕金森综合征（如肝豆状核变性）和帕金森叠加综合征等。

三、帕金森病治疗的宜与忌

原发性帕金森病是一种神经系统的慢性退行性疾病，它的发展一般比较缓慢，早期其治疗宜以理疗（按摩、水疗等）、医疗体育治疗（活动关节、呼吸肌锻炼、步行、平衡和言语训练、面部表情肌操练）为主，尽量推迟用药时间。

药物治疗宜在疾病影响患者的生活和工作能力时选用，忌一出现症状就用抗帕金森病的药物。另外，药物治疗宜小剂量、长疗程、缓慢增加剂量的治疗方式，忌大剂量、短疗程（即症状好转就不用药），忌求全效（就是用大量药物来控制到一点症状都没有）。用药的品种（有的时候需要联合几种药物治疗）宜少而精，疗程宜序贯，忌用药品种太多而频繁换药，忌不按疗程序贯而突然停药。

为防止帕金森病治疗过程中出现常见的几种不良现象，如"开关"现象（症状在突然缓解的"开期"与突然加重的"关期"之间波动）和剂末现象（即每次用药的有效时间缩短，在服药后药物浓度逐渐下降的后期症状加重或恶化），宜及时看医生查明原因及选用控释型药物（如息宁）或联合应用多巴胺受体激动剂，忌由患者本人或家属调整药物或随时加大用药剂量。

(李友元)

第十章

老年人步态障碍的宜与忌

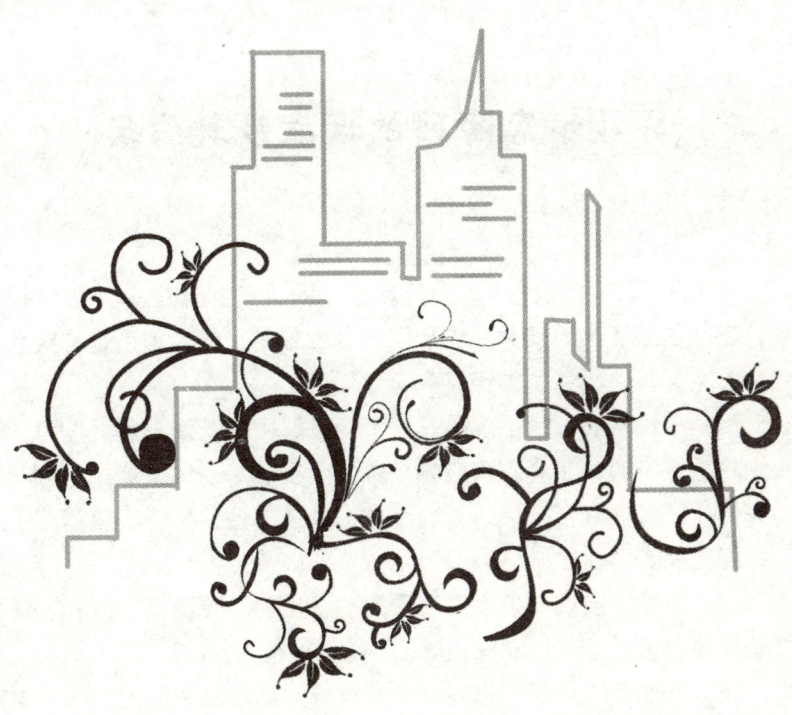

一、步态障碍的定义和发病情况

步态障碍是指行走过程中从起步、行走、坐下休息整个过程中出现的不协调或双腿无力，或大脑指挥双下肢失灵而致行走困难，或容易跌倒。它是老年人神经系统疾病的常见症状，也是某些神经系统疾病的首发或早期症状，因此，老年人步态障碍是神经系统疾病的敏感指标，常见预示疾病的发生或发展是老年人认知功能下降及痴呆发生的早期表现之一。据调查，85岁以上老年人步行障碍发生率高达54％，且随着年龄的增长其发病率不断上升。是严重影响老年人生活质量常见的健康问题。

二、导致步态障碍的疾病及其分类

1. 引起步态障碍的疾病十分复杂，而且常并非由单一种疾病所致，它往往是多种因素共同作用引起，但最常见的原因还是神经系统疾病为主。与之相关的神经疾病有：

(1) 变性疾病　包括皮质基底节变性、阿尔茨海默病（AD）、进行性核上性麻痹、帕金森病或帕金森综合征、路易体型痴呆、额叶共济失调、亚急性联合变性、脊髓小脑性共济失调、桥脑小脑萎缩、运动神经元病等。

(2) 血管性疾病　多发性脑梗死、脑出血、硬脑硬下血肿、脊髓血管病变、多发结节性动脉炎等。

(3) 抑郁症　抑郁症患者由于步态异常而致跌倒的发生率明显高于健康老年人，是不容忽视的步态障碍的常见原因。

(4) 颅内感染性疾病　脑炎或脑膜炎及其后遗症、前庭神经炎等。

(5) 多神经受累性疾病　急慢性脱髓鞘性多发性神经根神经炎、急慢性格林-巴利综合征、糖尿病神经病变、恶性肿瘤性神经病变。

(6) 中毒性疾病　慢性酒精和一氧化碳中毒。

(7) 药物因素　应用抗精神病药物、镇静安眠药物、抗惊厥药等。

(8) 正常压力脑积水。

(9) 遗传性疾病　遗传性脊髓小脑性共济失调等。

(10) 脑肿瘤　脑桥小脑角肿瘤、后颅窝肿瘤等。

2. 其他原因　耳源性疾病（如美尼尔氏病）、关节肌肉疾病（如退行性膝关节病、严重的风湿或类风湿性关节炎等）、严重的营养不良等。

3. 为了深入了解步态障碍的表现形式和原因，步态障碍宜进行以下分类：

(1) 低级水平的步态障碍　病变位于低级感觉运动水平，也就是指位于周围神经系统及以下的病变。又分为周围感觉性及周围运动性步态障碍，前者常见于前庭神经损害、周围神经病变、视觉障碍性疾病、本体感觉障碍。后者见于骨关节疾病，肌源性疾病（如多发性肌炎、肌肉萎缩等）和神经源性疾病（如多发性神经炎、周围神经损伤等）。低级水平的步态障碍表现形式主要是步态不稳、协调性差，呈踌躇、醉酒样步态；患者在将要跌倒时的保护性反射减弱。总的来讲，老年人单纯的低级水平损害并不常见，因为只要高级神经功能还保留完好的话，它可较好的纠正神经功能障碍。

(2) 中级水平步态障碍　病变位于中级神经中枢，其姿势选择和运动反应的执行过程中发生了错误，即上级神经系统虽然选择了正确的姿势和运动方式，且想要下级按照此方法去施行；但中级神经中枢在执行上级指令的过程中发生了错误。另外一种情况是步行时感觉和运动功能协同障碍，患者往往起步正常，但步态模式异常。中级水平步态障碍的表现形式主要有痉挛性步态（行走时一侧或双侧下肢呈僵硬状或呈拖步，常见于脑卒中，脊髓病变和维生素 B_{12} 缺乏等），帕金森病步态（走碎步或行走时向前倾斜，常见于原发性帕金森病和帕金森综合征），小脑共济失调步态（行走时东倒西歪不能平衡自己的身体，常见于小脑病变和酒精中毒），舞蹈样步态（行走时如跳舞一样，手舞足蹈，常见于舞蹈病）和肌张力异常步态（肌张力增高时表现为痉挛性步态，肌张力减弱时表现为下肢不能负重感或有气无力）。

（3）高级水平步态障碍　病变位于高级神经中枢（大脑皮层、基底节以及位于皮层和基底节之间联络部分的脑白质），其姿势选择和运动程序选择的指令发生了偏差或指挥失灵。高级水平步态障碍的表现形式较复杂，主要有以下三类：起步障碍（起步的准备动作很难执行，起步失灵或起步拖曳或起步冻结），平衡障碍（行走过程中身体不能平衡，容易跌倒，但又不像小脑性共济失调那样明显的东倒西歪），混合性步态障碍（包括起步不灵或冻结，平衡差容易跌倒，谨慎步态或小步态，步态失用等）。引起高级水平步态障碍的疾病主要有痴呆，包括阿尔茨海默病、正常压力脑积水、脑血管性痴呆和抑郁症（原发性抑郁或脑卒中后抑郁等）。

三、老年人步态障碍诊断的宜与忌

导致老年人步态障碍的病因很复杂，其临床表现也多种多样，要对其类别和病因进行正确的诊断，宜先了解不同类型步态障碍的症状特点及表现形态。再者，由于进入老年期以后其视觉功能、平衡功能、运动功能和感觉功能等均有一定程度的减弱，加上其肌肉力量下降，因此，忌将老年生理性的步态障碍理解为病理性的步态障碍。要了解老年人步态障碍不同表现类型的特点，宜详细询问病史和其发生、发展的过程，宜仔细作体格检查和让患者作步态表演，从中发现步态障碍的表现形式。

一般来说，老年人常见步态障碍的临床表现和不同类型有：

1. 痉挛步态　患者行走时下肢呈僵直状，两大腿靠的很近，两小腿稍微分开，双足下垂足内翻痉挛，靠足尖与足的外侧缘支撑身体，同时身体前倾，双臂抬高，典型的表现是呈"公鸡"步态或"剪刀样步态"。痉挛步态是由于皮质脊髓束或上运动神经元损伤，双下肢肌张力增高，脊髓牵张反射亢进并对运动产生抵抗而表现出的一种痉挛性步行异常。出现此种步态障碍在老年人最常见的是脊髓型颈椎病，约老年人步态异常的18％。其早期表现可有双下肢僵硬，麻木、无力、疾病发展到中晚期可伴有尿频、尿急、尿潴留或大小便失禁等膀胱直肠功能障碍的表现。其他疾病如脊髓炎、脊髓外伤、肌萎缩侧索硬化症、亚急性联合变性等也可表现为痉挛性步态。根据临床表现对此类步态障碍所致的疾病判断有困难时，宜做脊髓的CT或MRI检查。

2. 偏瘫步态　也称脑型痉挛步态。患者行走时一侧（一般为脑部病变的对侧上肢）屈曲，伴随动作消失，下肢伸直，足内翻并下垂。由于患侧下肢各关节不能屈曲，足又呈下垂状，因而行走足外甩划半圆状，故又称"划圈步态"。此类步态障碍常见的疾病是脑卒中，见于其恢复期或后遗症期。

3. 慌张步态　又称为前冲步态，表现为行走时头和躯干向前屈，肩、肘、腰和膝关节屈曲，身体前倾。除身体前倾外，还有起步困难，动作缓慢，步幅小（走小步），越走越快，呈前冲状，难以突然止步。双足常擦地而行，转身缓慢。此种步态常见于原发性帕金森病、脑血管性痴呆、皮层下动脉硬化性脑病、正常颅压脑积水、脑组织变性疾病等。

4. 舞蹈步态　行走时肢体呈不规则的大幅度地不自主运动，身体重心不稳。可伴有四肢突然挥动或扭曲甚至躯干扭转，手足抽动，呈跳舞样的动作，因而称为舞蹈步态。此类步态主要见于汉停顿病和部分脑炎、脑血管病的急性期。

5. 小脑步态　表现为双肢分开并向前过度跨步，步基增宽，躯干向后倾倒或向病变侧倾倒，上肢向水平方向或前后摇摆，又由于肌张力降低和辨别距离能力减弱，步行的躯干和下肢可出现意向性震颤，蹒跚不稳，又称为"醉汉步态或蹒跚步态。"各种原因所致的小脑病变均可出现小脑步态，常见的疾病有：小脑出血或梗塞、后颅窝肿瘤、酒精中毒、药物（苯妥英钠）中毒、遗传性小脑变性、小脑脱髓鞘疾病、威尔逊病等。

6. 额叶步态 表现为起步困难，步幅短小，拖曳而行，严重者不能自行站立，转弯或改变行走方向易出现"冻结"现象。也就是说患者对步行的整套动作失去了运用的能力，下肢失用者表现为双下肢僵硬，双足似黏胶样黏附于地上。失用步态类似于慌张步态，但其步基更宽些，平衡障碍更显著，因此很容易跌倒。除步态失用外，常有认知功能下降或尿失禁。导致步态失用的主要是额叶病变或脑白质异常，正常颅压脑积水也是额叶步态的常见病因。

7. 感觉性共济失调步态 由于本体感觉障碍，关节的位置觉减退或消失出现躯干左右摇摆致使行走不稳，失去平衡，双足抬举过度，足跟落地无定点，这种步态常见于亚急性联合变性等。

8. 周围神经病变步态 由于周围神经病变引起下肢远端无力，足下垂、步行时膝部高抬上举，行走时有点象鸡步或马脚步，呈跨越式行走，又称跨越步或鸡步。最常见于腓神经损伤，也见于脊髓病变或坐骨神经病变。

9. 老年步态 老年人的视觉功能、认知功能、运动感觉及平衡功能均有所减退，加上其肌肉力量下降，关节弹性下降，特别是对姿势平衡的反应能力，调节能力减退等导致其步行速度、平衡功能、动作的敏捷性及姿势的协调性、躯干的弯曲度等均会出现一系列的变化。表现为行走时躯干弯曲，姿势僵直和协调能力减退，步行缓慢，步幅减小，两足之间步基增宽，双足擦地而行及转弯不灵，这种步态叫做老年步态。老年步态的特征并不是很突出，它与以上几种病理性步态障碍有时也难以区分，只是其步态障碍的程度或某种特殊步态的表现形式并不那么典型，它也可综合以上步态的不典型表现形式。实际上老年人自身已认识到其身体的退行性变化，意识到自己的身体姿势适应能力下降，由于"害怕"跌倒而出现一些防御反应，所以在行走过程中就出现了比较普遍的老年步态。老年人行走时往往因恐惧摔倒而小心翼翼，如履薄冰，也有人称之为"谨慎步态"。由于日常生活中并非所有的老年人均会出现老年步态，来自于心、脑血管疾病导致的步态障碍常与病死率相关，因此，与忌将老年步态判断为病理性步态障碍一样，也忌将病理性步态障碍诊断为老年步态。因此，判断老年人步态障碍时宜作详细的病史询问和全面系统的体格检查。

(1) 系统的检查重点应注意神经系统、心血管系统、骨骼和关节系统等。神经系统的检查还应包括肌肉容积、肌力、肌张力、感觉（特别是本体感觉）、共济失调及站立的姿势和步态等。

(2) 由于认知功能障碍是步态障碍的独立危险因素，因此，进行智力及认知功能的评定也是重要的神经精神系统检查。

(3) 相关的生化检查和CT、核共振检查可提供神经系统病变的客观证据，如脑室扩大、脑白质病变者步态障碍的发生率较高。

(4) 步态分析对步态障碍不同类别的判断亦有很大的帮助。首先应观察患者的站姿、躯干、下肢、上肢的动作。闭目难立征常可较好地显示患者的共济失调状态。接下来要求受试者做行走试验：观察其起步情况，步基、步距、上肢的伴随动作；站立的姿势，快速转身和起立，落座，步行的节奏和快慢等对步态障碍的判别有重要的参考价值。

四、老年人步态障碍治疗的宜与忌

步态障碍的处理宜首先了解产生步态障碍的原因，然后针对病因进行有效的治疗。单从改善步态障碍方面来讲，宜采取改善患者周围环境（如日常生活用具的配备及考虑如何方便患者来进行设置）和进行行为调节治疗。并且宜辅以特定的步态训练和体能训练。一般来说，对于步态障碍明显而影响日常生活和有跌倒风险的患者来说，宜往康复医院和神经科病房进行有针对性的治疗。

（李友元）

第十一章

癫痫的宜与忌

癫痫，俗称"羊癫疯"，是大脑神经元突发性异常放电导致短暂的大脑功能障碍的一种慢性疾病。癫痫发作是指脑神经元异常和过度超同步化放电所造成的临床现象，其特征是突然和一过性症状。由于异常放电的神经元在大脑中的部位不同而有多种多样的表现，可以是运动、感觉、精神或自主神经的伴有或不伴有意识或警觉程度的变化。从定义上说，癫痫是一种以能产生多种神经生物、认知、心理及社会后果为特征的脑疾病。

一、癫痫的分类

（一）按病因分类

分为原发性和继发性两大类。

（二）按症状分类

可分为全身发作、部分发作等。

1. 全身发作

（1）全身强直-阵挛发作（大发作）。又称全身性发作，半数有先兆，如头昏、精神错乱、上腹部不适、视听和嗅觉障碍。发作时，有些病人先发出尖锐叫声，然后意识丧失并可能跌倒，有全身肌肉强直、呼吸停顿，头眼可偏向一侧，数秒钟后有阵挛性抽搐，抽搐逐渐加重，历时数十秒钟，阵挛期呼吸恢复，口吐白沫、血沫。部分病人有大小便失禁、抽搐后全身松弛昏睡，此后意识逐渐恢复。

（2）失神发作（小发作）。短暂意识障碍，无全身痉挛。可反复发作，有时可有节律性眨眼、低头、上肢抽动。

2. 部分发作

(1) 简单部分发作（局限性发作）。一般表现为一侧口角、手指或足趾的发作性抽动或感觉异常。发作可累及身体两侧，表现为大发作。

(2) 复杂部分发作（精神运动型发作）。可表现为意识模糊，有不规则及不协调动作（如吮吸、咀嚼、叫喊、奔跑等）。病人的举动无目标、盲目而有冲动性，发作持续数小时，有时长达数天。病人对发作经过毫无记忆。

3. 反射性发作 视觉性癫痫、听觉性癫痫、语言性癫痫、躯体感觉性癫痫等。

4. 特发性癫痫 如腹痛性、笑性、进餐性、麻将性癫痫等。

二、癫痫的病因

癫痫主要可由以下原因引起：

1. 先天性疾病 如染色体异常、遗传性代谢障碍、脑畸形及先天性脑积水等。

2. 高热惊厥 儿童期严重或频繁的高热惊厥容易造成局部脑缺氧或水肿，日后形成癫痫灶而致病。

3. 感染 在各种脑炎、脑膜炎、脑脓肿急性期的充血、水肿、毒素的影响及血液中的渗出物都能引起癫痫发作，痊愈后形成的疤痕及粘连也可能成为癫痫灶；寄生虫，如脑血吸虫病、脑囊虫病常引起癫痫。

4. 外伤 颅脑产伤是婴儿期症状性癫痫的常见原因。挫伤、出血和缺血也能导致局部脑组织软化，日后成为癫痫灶。成人闭合性脑外伤后约有5%发生癫痫；重症及开放性脑外伤发生癫痫的更多，可达30%左右。

5. 颅内肿瘤 30岁以后发生癫痫的病人，除脑外伤外，脑肿瘤是常见原因，例如胶质瘤、脑膜瘤、星形细胞瘤等。

6. 中毒　汞、铅、一氧化碳等中毒，以及全身性疾病如肝性脑病、高血压综合征、尿毒症等，均可引起癫痫发作。

7. 脑血管病　除血管畸形产生癫痫发作时年龄较轻外，脑血管病癫痫多见于中、老年人。出血性及缺血性脑血管病均可引起癫痫。病后1年左右开始发生癫痫的约有5%。

8. 营养代谢疾病　低血糖、糖尿病昏迷、甲亢、维生素B_6缺乏症等均可引起癫痫发作。

9. 变性疾病　如结节性硬化症、老年性痴呆症等也常见有癫痫发作。

不是所有癫痫都能找到病因。不少癫痫病人在现有的检查条件和诊断水平下，从脑部及全身找不到可以解释脑部病症的结构变化和代谢异常，而可能和遗传有密切关系，这一类病人就是我们所说的原发性癫痫。但是，随着科学的发展，诊断技术的进步，有些以往诊断为原发性癫痫的病人，现在又发现了脑部的病变。因此，原发性癫痫是症状性癫痫中目前还无法查出原因的一种特殊类型。在癫痫的诊断治疗过程中，宜尽可能地查找病因，积极进行病因治疗，但暂时找不到病因者，忌拖延不治，也应及时进行症状治疗，即服用有效抗癫痫药，以控制癫痫发作，待以后复查时进一步查找病因。

三、影响癫痫发生的因素

1. 遗传　原发性癫痫有遗传性，有的是单基因遗传，有的是多基因遗传。现在也有人认为外伤、感染、中毒后引发的癫痫可能也有遗传因素参与。故癫痫病应该高度重视遗传因素。

2. 年龄　年龄对癫痫的发病率、发作类型、病因和预后均有影响。60%～80%癫痫的初发年龄在20岁以前。6个月到5岁热性惊厥多见。儿童良性中央-颞棘波灶癫痫多在4～10岁开始。儿童癫痫的临床特点与成人有所不同。如婴儿痉挛症几乎均在1岁以内，运动性发作发病在 6 岁内，失神发作发病多在 1~8 岁，其他各型癫痫的首发年龄也多在 10 岁以内。新生儿癫痫往往隐蔽，且呈局灶发作，年长儿抽搐明显且呈全身性成年期多为部分性发作或继发性全身性发作。20 岁以前开始发作者常为原发性，成年则颅脑外伤是常见原因，中年期后颅脑肿瘤为多，老年者以脑血管病占首位。

3. 内分泌改变　内分泌改变对癫痫有一定影响。全身强直-阵发挛性发作及部分性发作常在月经初潮期发病，有的在经前或经期发作加频或加剧。少数仅在经前期或经期中发作者称经期性癫痫。妊娠可使癫痫发作次数增加，症状加重，或仅在妊娠期发作。我们宜关注月经周期对癫痫的影响。

4. 睡眠周期　全身强直-阵挛性发作多在晨醒后发作，有的则在入睡后发作；婴儿痉挛常在入睡前和睡醒后发作，失神发作多为觉醒期发作。晚上发作要注意忌睡在较高的床上，防止从床上摔下受伤。

5. 诱发因素　发热、过量饮水、过度换气、饮酒、缺眠、过劳和饥饿等均可诱发癫痫发作，故这些行为应该是癫痫患者的禁忌。某些药物如美解眠、丙咪嗪、戊四氮或突然撤除抗痫药物，亦可导致癫痫发作。某些患者对某些特定的感觉如视、听、嗅、味、前庭、躯体觉等较为敏感，当受刺激时可引起不同类型的癫痫发作。某些患者在强烈情感活动、精神激动、受惊、计算、下棋、玩牌等时可促癫痫发作。故有关者应该避免上述活动。

四、癫痫的诊断

癫痫的诊断首先要根据病史及发作时的症状，结合脑电图，CT 及磁共振的检查结果，其次在确定是原发性或是继发性癫痫。如果是继发性癫痫需要查明病因并找出病变的部位。最后在根据患者的情况确定合理的治疗方案。应该注意的是：

1. 偶有 1 次癫痫发作，不能诊断为癫痫。

2. 癫痫病人发作间歇期约有30％的脑电图表现正常。所以，只要具有癫痫发作的典型临床表现，不论脑电图表现如何，可诊断为癫痫。忌单纯、盲目根据脑电图结果来诊断癫痫。

3. 首次发作的年龄对诊断很有帮助。

4. 发作前有无先兆（如胃气上升、眩晕、局部抽动等）。

5. 睡眠与发作的时间关系。有些病人癫痫只在睡眠中发作，有的多在白天发作，有的则无规律性。精神运动性癫痫常在白天发作，睡眠不足常会诱发大发作。

6. 发作时伴发症状及发作后的症状　发作时面色紫绀提示缺氧。跌伤、舌或口腔黏膜咬伤、尿失禁，可为大发作的佐证。发作时伴头痛、呕吐，为颅内压增高征象。

另外，对癫痫病人的既往史、个人生活史及家族史均应详细询问。对病人还要进行全面的体格检查，常规进行脑电图检查，必要时做脑脊液检查、脑血管造影及CT、磁共振成像检查等。

五、癫痫院前急救的宜与忌

（一）病情的观察

癫痫病人就诊时是很少有机会发作的，医生很少有机会亲眼目睹病人癫痫发作的情况。癫痫发作时，病人很多情况下意识是丧失的，自己对发作的情况并不了解，部分小儿自己也不会说话，无法表达病情。但医生诊断病情主要靠家人或在场旁人的叙述，从而判断是否是癫痫，是属于哪种类型。因此，癫痫发作时家属或者在场的人应仔细全面观察病情，以便详细准确向医生提供病情，尽快作出诊断。

我们宜观察癫痫发作时的以下情况：

1. 低年龄小儿抽搐时有无发热。学龄儿童有无突然发呆或愣神一会儿（10秒左右），同时有无伴随眼皮跳动，身体倾倒或全身抖动。

2. 对大发作的病人，要注意观察有无先兆，如病人开始抽搐前有无幻觉或错觉，有无情感反应。抽搐是双侧同时开始或自哪一侧开始，哪一侧或哪一个肢体抽搐最重，持续时间最长。发作时面色如何，神志是否清楚，发作中是否呼之不应。有无唇、舌咬伤，有无跌伤或碰伤，有无大、小便失禁。

3. 病人发作是白天还是晚上，夜晚发作是否在睡眠中？是在有人的场合发作，还是无人的场合发作。

4. 突然跌倒，意识丧失，不发生抽搐的病人，是否是餐后，或饥饿状态，是否面色苍白，全身是僵硬还是软弱无力。

（二）患者入院前的护理

患者入院前的护理十分重要，对于保护患者生命，减少并发症，协助医院诊治很关键。

1. 病人若有先兆，宜做好心理准备，同时告知家属或周围人，因为发作不可避免，应该迅速脱离可能带来危险的环境，有条件及时间可将病人扶至床上，防止意识突然丧失而跌伤，迅速移开周围硬物、锐器，减少发作时对身体的伤害。作为家属及身边的人，应密切观察前述应该观察的内容。对于发作时情绪激动，可能发生自伤、伤人等过激行为，应立即采取紧急控制措施，严格限制其行为，以免造成严重后果，对于失神小发作的患儿，家长和教师忌责备孩子。

2. 癫痫大发作的护理　忌人为限制发作。患者抽搐时，旁人不能用力按压或屈曲其身体。一旦发作，不能控制，只能等放电终止，抽搐才能停止，所以遇到病人抽搐发作，忌掐病人的人中，因为这样对病人毫无益处。不要试图在患者口中放任何东西，如放置木筷、勺子等。大发作时呼吸道分泌物较多，易造成呼吸道阻塞或吸入性肺炎。有些家属担心患者发作时咬伤舌头，情急之下将自己的手指放在患者的牙齿间，这是绝对禁忌的。用软垫子保护病人的头部。发作结束后，轻轻地将患者放置于良好的恢复姿势以改善呼吸。救助者宜等到患者完全恢复再离开。忌在患者完全恢复之前给其吃喝任何东西。忌采取任何措施企图弄醒患者。如果遇到下列情况，应该拨打120呼叫救护车：知道患者是第一次发作；发作时间持续超过5分钟；一次大发作后接着出现第二次发作，两次发作间歇患者的意识没有恢复；发作时患者受到外伤。

3. **癫痫持续状态的护理** 癫痫持续状态是指持续、频繁的癫痫发作，发作时间持续30分钟以上或连续多次发作，发作间期意识不恢复。引起癫痫持续状态最常见的原因有：

①癫痫病人突然停服抗癫痫药物；

②精神因素、劳累、妊娠等也可促发；

③感染、脑肿瘤、脑血管病和脑缺氧等。

癫痫持续状态是一种急危重症，癫痫持续状态若在1~2小时内不制止，如不及时救治可出现脑水肿、脑疝、呼吸循环衰竭而死亡。家属一旦发现病人出现癫痫持续状态，应立即送往医院，送医院之前如家里备有苯巴比妥针剂、地西泮针剂或灌肠剂，可给予一次药物，然后送往医院，送医院后要向医生详细报告发病过程，给药时间及剂量，以利于医生掌握病情，合理救治。

六、癫痫护理的宜与忌

癫痫患者除了到医院积极治疗外，还应当得到精心的护理，在护理上，家庭担负着最主要的任务。

在病情方面首先应详细掌握其病史，为了准确起见，最好自备一套病历，以详尽记录患者的历次发作情况，对一些促发因素一定要注意避开，如果为周期性发作，则应在相应的时间范围里做好预防发作的准备工作，或提醒病人加强注意或临时增加药量。另外，在治疗期间一定要注意药物的毒副作用发生，对整个的治疗方案要做到胸中有数，与医生合作加强对病人治疗上的监督。

癫痫患者要保持精神愉快，心情舒畅。对癫痫患者精神上的护理，比对他们生活上的护理更为重要，生活的规律化对患者的精神愉悦有一定帮助,但对少儿来说,有时候却是矛盾的,因此要做许多细致的思想工作。在精神护理上,首先要使患者建立起积极治疗的信心,让他明白癫痫病不是不治之症,这就相当于稳定了他的精神支柱,在这个前提下,他才能做出努力,象正常人一样愉快地生活,保持最佳的精神状态。其次,要注意患者的情绪变化,甚至是一些细节性的变化,杜绝精神诱因。喜伤心,怒伤肝,思伤脾,忧伤肺,恐伤肾。也就是说,各种不正常的情感,都会伤害人的脏腑。如果我们忽略了患者的情感因素和精神因素,一旦诱因形成,就会加重病情,给治疗带来困难。

在生活上,癫痫患者需要有规律的生活习惯。从吃、穿、住、行尽量为患者多考虑一些,避免由于照顾不周到,形成发作诱因。对待少儿患者和幼儿患者,生活上更要细心照料,认真监护,要注意饮食定量,不能暴食暴饮,要注意起居有节,休息、活动要充分但都不能过量。活动场所更要加以限制,癫痫病人在发作没有得到彻底控制之前,随时随地可能发作,且大部分发作时病人意识不清,失去自我保护能力,所以不能进入那些有潜在危险的环境,比如高处、池溏、河边、游泳池、船上,不能睡高床。

在学习方面,因大部分癫痫患儿的智力是正常的,家长应让患儿按时入学,鼓励他们积极参加学校的各项活动,按时完成作业,尽管孩子的智力正常,很少发作,入学前宜向老师讲明病情及患儿发作时的表现及如何处理,以便使患儿在校发病时得到及时妥善的处理。部分癫痫孩子智力较差(约占患儿的20%,尤其是发作频繁的患儿,学习较吃力),对这部分患儿应给予特殊的照顾,家长和老师要有耐心和爱心,及时给他们补课,强化教育,教学进度不宜快,忌要求太高,经常鼓励他们,增强孩子的自信心,培养他们的学习兴趣。较少一部分患儿智力极差,这些孩子不宜送学校学习,他们除智力低下外,往往还有肢体运动障碍,甚至生活不能自理,对这些孩子,家长应予以关心爱护,逐渐将其培养成生活能自理的人。

在工作方面,癫痫病人除发作外,间歇期同正常人一样可以从事一些不具危险性的工作。但癫痫病发作可能会给病人本身或他人造成伤害,所以他们的工作应当有选择性。不适合从事驾驶工作,也不宜从事高空作业、建筑、接触水、电、火、煤气的工作，以及在江、河、湖、海面上或岸边的工作，以及接触强酸、强碱、剧毒物质的工作，近水作业，消防工作及军警职业等。对发作完全控制或3年以上未发作的患者，可与健康人一样工作，对未完全控制发作的病人宜减少工作时间，减轻工作强度。

七、癫痫治疗的宜与忌

病人和家属的积极配合是治疗癫痫的基本保证。治疗癫痫存在很多误区。例如，对于癫痫是一慢性的脑部功能障碍缺乏充分的认识及足够的思想准备，急于求成，寄希望于短期内治愈，一旦由于用药不当或其他原因引起发作时，便自行加量或反复更换药物。如癫痫控制较好，思想上便不重视，少服或漏服药，造成复发。求医心切，有病乱投医也给治疗上带来混乱，影响癫痫的预后。再者，在服药治疗期间疗效不理想，发作没有完全控制，不是积极就诊，寻找原因，而是四处奔走，不断更换治疗方案。还有人在经受癫痫发作痛苦的折磨后，对治疗丧失信心，感到治愈的希望渺茫，自行停药。还有些病人，在平时的生活当中，不注意避免和预防引起癫痫发作的诱发因素，结果影响了治疗效果，部分病人及家属由于缺乏应有的癫痫方面的基本知识，盲目相信一些"包治"、"根治"的广告宣传，上当受骗。甚至有些人迷信"广告药"，结果造成中毒，使病情恶化，失去治疗机会。这些都是较为常见的错误。

在目前情况下，长期而规律的服药仍是治疗癫痫的主要手段，有效的组织和管理对于癫痫病人的治疗更为重要。癫痫是一种发病率高、病程长、类型繁多的疾病，严谨而科学的管理，合理而灵活的治疗手段，将会使疗效有一个大的改观。癫痫患者宜到癫痫专科门诊就诊。因为在癫痫专科门诊，有相对固定的专业医生，有统一的诊断标准，能对诊断和治疗进行深入的分析和研究，并进行定期的随访观察；能根据某个病人病情的具体特点，制定个体化、有针对性的诊疗计划，建立相应的卡片、病历及观察表格等，为癫痫的治疗研究提供了方便；宣传有关癫痫的基本知识，对病人的生活、工作、学习、婚姻及生育安排，提供合理化建议；使病人的诊断、选药、剂量、副作用、疗效、智力发育、精神行为、心理状态等都处在医生的严密观察之下。

药物治疗应该注意以下一些方面：

1. 根据癫痫发作类型选择安全、有效、价廉和易购的药物，并且严格按照专科医生的要求用药。例如大发作选用丙戊酸钠、卡马西平等，复杂部分性发作用苯妥英钠、卡马西平，失神发作可用氯硝安定，癫痫持续状态首选安定静注。

2. 药物剂量从常用量低限开始，逐渐增至发作控制理想而又无严重毒副作用为宜。

3. 一般不随意更换或间断，癫痫发作完全控制2～3年后，且脑电图正常，方可逐渐减量停药。

4. 应定期药物浓度监测，适时调整药物剂量。

目前卡马西平、丙戊酸钠列为一线抗癫痫药。新的抗癫痫药有拉莫三嗪、加巴喷丁、左乙拉西坦等。

对于明确病因的癫痫，除有效控制发作外要积极治疗原发病。对药物治疗无效的难治性癫痫应该在医院积极寻找原因，必要时可行立体定向术，胼胝体前部切开术等。

癫痫病人经过一定时期的正规、系统的药物治疗而不再发作，一般可以减药，直至停药。于停药后3年内没有发作的，即认为治愈。一般经系统治疗后多数人不再发作，但不是每个人都不再发作，据研究观察，临床治愈的患者在10年内，有15％的人又出现发作。因此，治愈的病人不可盲目乐观，要警惕以后还有发作的可能。癫痫病虽然治疗困难，但不是不能治愈。大量资料表明，只要治疗及时，方法得当，80％左右的病人能够得到完全控制和治愈，因此，癫痫并非不治之症。

八、癫痫病患者饮食的宜与忌

1. 体内积蓄水分过多的情况下癫痫容易发病。癫痫病人宜少吃水和盐,包括果汁、可乐、西瓜、咸菜、咸鱼、咸肉等。

2. 癫痫患者饮食宜做到多样化,多吃富有营养、易于消化的食物,尤其应多食用豆类、蔬菜、水果、乳制品,这些富含高蛋白质和磷脂的食品,有助于脑功能的恢复和减少发作次数。

3. 在中医的理论中,癫痫属于痰症,少吃一些油腻肥厚的食品,以免加重消化道的负担。中医所说的"发物",鹅肉、羊肉更应少吃;一些刺激性很强的食物,如辣椒、葱、蒜等,也少吃为好。

4. 癫痫患者还要注意饮食有节,克服偏食、异食、暴饮、暴食等习惯,尤其是儿童,饮食过量往往会诱发癫痫发作。

5. 烟酒可使神经兴奋性增高,诱发癫痫发作。因此,癫痫患者应绝对禁忌喝酒,并限制烟、茶、咖啡等刺激性物质的摄入。

6. 患者应定时进食,并注意均衡营养以保持正常的血糖水平。营养不足和血糖偏低与癫痫发作有关。

7. 难治性癫痫可尝试阿特金斯饮食法,即严格进行高脂肪、极低碳水化合物的生酮膳食。

8. 缺乏维生素 B_6 和维生素 D 促使癫痫发作,维生素 B_6 存在于肉、全谷类和豆类中;维生素 D 则存在于多油鱼和一些动物制品,尤其是乳酪和添加营养素的牛奶。患者在医生的指导下才可服用维生素补充剂。

9. 钙、镁、锌、锰等矿物质对部分患者也有帮助。钙主要存在于牛奶和乳制品中。镁在面粉、小米、无花果、肉、鱼、坚果和豆类中含量较多;锌存在于肉、家畜内脏、麦芽、坚果、蟹、牡蛎和小扁豆中。锰的主要来源有米饭、全麦面包、麦芽、荞麦、坚果沙丁鱼、黑莓、无花果和凤梨。这几种矿物质均可帮助某些人预防惊厥。

九、癫痫预防保健的宜与忌

（一）生育

在我国尚无明确规定原发性癫痫患者禁止结婚生育，但癫痫病人选择配偶时，不要选择患过癫痫病的人或有家族病史的人，血缘关系越远越好。患者或家族中有畸形遗传病者，应不生育，患者有流产、死产或生产出异常婴儿的，再产应格外小心。还应该注意：

（1）禁止近亲婚配，特别应禁止双方均是原发性癫痫的近亲患者婚配和生育。

（2）应劝阻双方均患原发性癫痫的非血缘关系的患者结婚，特别是一方或双方有癫痫家族史者，如已结婚者应禁止生育。

（3）癫痫患者的父母一方或双方均有癫痫，患者本人又已生过患癫痫的子女，应禁止生第2胎。

（4）全身大发作型癫痫患者，又有广泛的棘慢复合波或多灶性棘波脑电图表现，且同胞中也有类似脑电图异常的患者，可与正常人结婚，但应禁止生育。

（二）孕期保健

怀孕后忌盲目服药，如果患病，一定要在医生的指导下谨慎用药。为了防止胎儿致畸，最好服用中药，症状控制应在3年以上，年龄不超过35岁。妊娠前3个月，药物的致畸作用尤为突出。不要过多接触射线，尽量避免在高辐射环境下工作生活。还有，要防止孕期各种病毒、细菌感染，定期进行产前检查，如果B超检查发现胎儿发育明显异常，应及时终止妊娠。如发现胎儿脐带绕颈，应及时行剖宫产。分娩时尽量减少胎儿缺氧、窒息、产伤，尽量避免使用产钳、胎儿吸引器，这些助产器常会导致婴儿颅内出血、脑损伤，遗留导致癫痫的隐患。

（三）儿童保健

热性惊厥转为癫痫的发生率为 3.8%～20%，所以，如果小儿发热体温超过 38.0℃，家长一定注意及时处理，及时就医。应避免感冒、扁桃体炎、肺炎及惊吓导致的发热。因热性惊厥反复发作，可造成脑组织缺氧，产生继发性脑损伤，这是癫痫发生的病理基础。

（四）老年人保健

积极防治高血压，动脉硬化，避免脑血管意外发生，减少脑血管病导致的继发性癫痫。脑血管病急性期并发癫痫者预后较差，后期主要由于胶质增生，瘢痕形成，脑萎缩，代谢紊乱，脑供血障碍等引起癫痫发作。

（五）注意人身安全

防止颅脑外伤导致的外伤性癫痫。外伤后癫痫的发生率为 0.5%～50%，昏迷时间越长，脑实质损伤越重，发生率越高。如急性期颅内血肿压迫，脑实质损伤后水肿导致的颅内高压，都可导致癫痫发作，颅脑手术后的损伤、脑挫裂伤后脑萎缩导致大脑供血不足，脑细胞功能紊乱，发生癫痫。

（六）预防和治疗各种颅内感染和脑寄生虫

各种脑炎、脑膜炎可导致大脑皮层炎症和水肿，引起癫痫发作。后遗症期由于脑实质内瘢痕形成和脑膜粘连，也能导致癫痫发作。所以颅内感染应早期诊断，积极治疗，减少后遗症和并发症的发生。平时要注意饮食、饮水卫生，忌生食，防寄生虫。如果病人有皮下结节，应尽早做头颅 CT、MRI 检查。

（七）糖尿病保健

定期检查血糖，使血糖维持在正常范围，因为低血糖、酮症酸中

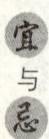

毒、非酮症高渗性昏迷，都可引起癫痫发作。一旦癫痫发作，应查明病因，积极治疗原发病，配合抗癫痫药才能取得更好的疗效。

（谢逸群）

第十一章 癫痫的宜与忌

第十二章

多发性硬化的宜与忌

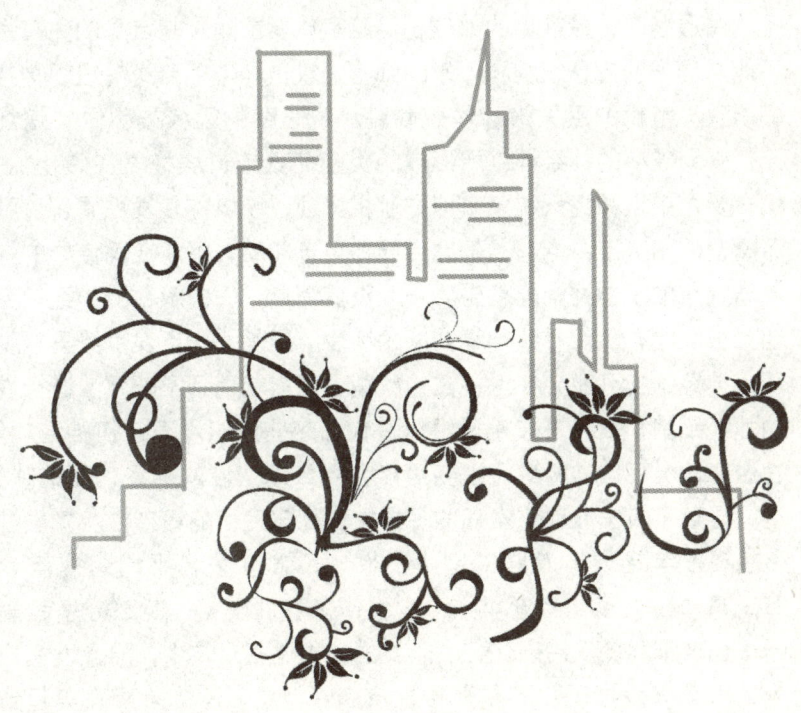

一、多发性硬化的概念

多发性硬化（multiple seclrosis，多发性硬化）是一种以中枢神经系统（大脑和脊髓）白质脱髓鞘为主要病理特点的自身免疫性疾病。是常见的中枢神经系统非外伤性疾患，是一种慢性、致残性的中枢神经系统脱髓鞘疾病，是脑和脊髓白质脱髓鞘病变中最常见的一种。主要侵犯对象为年轻女性。临床表现为神经系统一个或多个部位损害，以症状复发、缓解、进展为病程特征。病理改变主要为中枢神经系统的髓鞘脱失，在病变的不同时期，伴有炎症、水肿、轴索破坏及胶质增生。病变部位多位于侧脑室周围、视神经、脊髓、小脑和脑干的白质髓鞘，最常见的部位是侧脑室体及前角。是自身的免疫系统不能准确识别自身细胞和外来的细胞，攻击和破坏自身的组织神经髓鞘所致。髓鞘的丢失被称作脱髓鞘。脱髓鞘的区域被称做"病灶"，无数受到破坏的神经纤维所形成的炎症疤痕或斑块称之"硬化"。疾病在整个中枢神经系统多个地方随机出现，所以称多发性硬化。脱失了髓鞘的轴突不再能够准确地传导神经电冲动，不能准确传导的神经冲动就造成了神经功能障碍。一旦炎症消退，失去髓鞘的神经轴突可能会被取代，从而导致神经功能的恢复。但是，一旦发生严重的脱髓鞘，神经细胞可能会在保护性的髓鞘重建前就遭到了破坏。退行性变的神经细胞和轴突束被疤痕组织替代，这些组织没有任何神经功能。在这些情况下，神经退行性变可能会导致永久性的神经功能的缺失。这就导致了多发性硬化发病的多样性和临床症状的复杂性。多发性硬化主要在年轻成年人群中起病，20～40岁多发，平均起病年龄为31～33岁。儿童或者老年人很少发作多发性硬化，但部分患者病情迁移至老年。多发性硬化好发于女性，男性相对较少，男女发病比例为1∶2。多发性硬化不是遗传性疾病。但是，遗传因素确实起到了某些作用，因为同一个家庭中确实有多人罹患多发性硬化的现象出现，一级直系亲属身患多发性硬化的风险明显大于二级亲属，亲属罹患多发性硬化的概率：姐妹4.4%，兄弟3.2%，父母2.1%，子女1.8%，如果父母都患有多发性硬化，这个概率可以达到20%，说明还是有一定的家族高发病倾向。因此家系中有发病者宜注意多发性硬化的医疗保健。

二、多发性硬化的临床表现

中枢神经系统散在分布的多数病灶与病程中呈现的缓解复发，导致了多发性硬化临床上发病的时间和空间多发性的特点，空间多发性是指病变部位的多发，时间多发性是指缓解-复发的病程，导致其临床症状和体征的多样性。多发性硬化可急性、亚急性或慢性起病，我国多发性硬化患者急性或亚急性起病较多，多发性硬化临床表现复杂。首发症状可以包括一个或多个肢体局部无力麻木、刺痛感或单肢不稳，单眼突发视力丧失或视物模糊，复视，平衡障碍，膀胱功能障碍（尿急或尿流不畅）等，某些病人表现急性或逐渐进展的痉挛性轻截瘫和感觉缺失。这些症状通常持续时间短暂，数天或数周后消失，但仔细检查仍可发现一些残留体征。首次发病后可有数月或数年的缓解期，可再出现新的症状或原有症状再发。感染可引起复发，女性分娩后3个月左右更易复发，体温升高能使稳定的病情暂时恶化。复发次数可多达10余次或更多，多次复发及不完全缓解后病人的无力、僵硬、感觉障碍、肢体不稳、视觉损害和尿失禁等可愈来愈重。多发性硬化患者的体征多于症状是重要的临床特征，患者主诉一侧下肢无力、步态不稳和麻木感，检查时却可能发现双侧锥体束征或Babinski征。眼球震颤与核间性眼肌麻痹并存，提示为脑干病灶，是高度提示多发性硬化的两个体征，多发性硬化的临床常见症状体征如下：肢体无力，肢体瘫痪多见。常见不对称性痉挛性轻截瘫，表现下肢无力或沉重感。约半数病例可见视力障碍，自一侧开始，隔一段时间再侵犯另一侧，或短时间内两眼先后受累。发病较急，常有多次缓解-复发，可于数周后开始恢复。眼球震颤多为水平性或水平加旋转，复视大约占 1/3。病变侵犯内侧纵束引起核间性眼肌麻痹，侵犯脑桥旁正中网状结构（PPRF）导致一个半综合征；其他脑神经受累少见，如中枢性或周围性面瘫、耳聋、耳鸣、眩晕、咬肌力弱、构音障碍和吞咽困难等。半数以上患者出现感觉障碍，包括深感觉障碍和 Romberg 征。约半数病例可见共济失调，但 Charcot 三主征（眼震、意向震颤和吟诗样语言）仅见于部分晚期多发性硬化患者。有的可出现病理性情绪高涨如欣快和兴奋，多数病例表现抑郁、易怒，也可见淡漠、嗜睡、强哭强笑、反应迟钝、重复语言、猜疑和迫害妄想等精神障碍。晚期病例检查时常发现视神经萎缩、眼球震颤和构音障碍、某些或全部肢体可出现锥体束征、感觉或小脑体征。已经确认某些症状在多发性硬化极为罕见，如失语症、偏盲、锥体外系运动障碍、严重肌萎缩和肌束颤动等，常可作为多发性硬化的除外标准。

除上述神经缺失症状外，多发性硬化的发作性症状也比较常见。例如，Lhermitte 征是过度前屈颈部时出现异常针刺样疼痛，自颈部沿脊柱放散至大腿或足部，是颈髓受累征象。球后视神经炎和横贯性脊髓炎通常可视为多发性硬化发作时的表现，也常见单肢痛性痉挛发作、眼前闪光、强直性发作、阵发性瘙痒、广泛面肌抽搐、构音障碍和共济失调等。但这些极少以首发症状出现，倾向以固定模式在数天、数周或更长时间内频繁再发，可完全缓解。某些以罕见症状或非常规方式起病的多发性硬化病例常使诊断困难，如年轻患者典型三叉神经痛，特别是双侧性应高度怀疑多发性硬化。

视神经脊髓炎和横断性脊髓炎两个特殊综合征，是多发性硬化最典型的发病模式，也是建立多发性硬化诊断的特异性依据。

(1) 视神经炎　约有 25% 的多发性硬化患者视神经炎是首发症状。其特点为急性发展，在数小时或数天内单眼部分或全部失明。部分患者在视力丧失前 1～2 天有眶周疼痛，疼痛可因眼球运动或触压眼球而加剧。少数患者视力减退在数月内进行性发展，类似压迫性病变或视神经固有肿瘤的表现。常发现黄斑区暗点和盲点（偏心）。也常见其他范围不同的视野缺陷，甚至可为偏盲、同象限性盲。有些病例同时或几天或几周内双侧视神经受累。有 1/8 的患者将重发。约有一半患者有视盘肿胀、水肿（视盘炎）。视盘炎出现与否取决于脱髓鞘病损距视盘的距离。视盘炎和因颅内压增高所致的视盘水肿不同，前者常表现为严重而突发的视力丧失。视神经事实上是大脑传导束的一部分。视神经受累符合多发性硬化仅侵犯 CNS 的原则。约 1/3 的视神经炎患者完全恢复，剩余的大部分即使有严重的视力减退和视神经盘苍白也可有明显的改善。色觉障碍常持续存在。视力改善一般在发病后 2 周，或在经皮质激素治疗后不久。一旦神经功能开始改善，在数月内可持续好转。

（2）急性横贯性脊髓炎 是常见的一种脊髓受累的急性炎性脱髓鞘病变，多数情况脊髓的症状是不对称、不完全的。临床特点是快速出现下肢瘫痪、躯干感觉平面、括约肌功能障碍和锥体束征。CSF 呈中度淋巴细胞增高和蛋白升高，但在疾病的初期阶段脑脊液可为正常。1/3 的患者在发病前数周内有感染性疾病史，这种情况多为感染后所致单相脱髓鞘性病变。不到一半的患者在脊髓发病的同时有其他神经系统无症状性病灶，单纯的复发性脊髓炎偶尔伴有红斑性狼疮，合并有结缔组织病、抗磷脂抗体综合征或有其他自身抗体的存在。同样，视神经炎也有仅局限于视神经的多次复发。

多发性硬化患者常表现有精神异常，部分病例表现为欣快。更多的病例表现为抑郁、易激惹和脾气暴躁。其他精神错乱如保留记忆力丧失、全面性痴呆或精神混乱状态可有一定规律地发生于疾病的后期。多发性硬化的认知障碍较符合前面所述的"皮质下痴呆"。有严重意志缺失的额叶综合征是晚期多发性硬化常见特征。2‰～3‰的多发性硬化患者在其病程的某一时期有一次或反复的痫性发作，这是由大脑皮质或临近皮质的病症引起。膀胱功能障碍包括尿频、尿急、尿潴留、尿失禁也是多发性硬化患者的主要症状之一。

三、多发性硬化的临床类型

1. 复发-缓解型（RR 多发性硬化） 是多发性硬化最常见的一个类型（几乎占全部多发性硬化病例的 40%）。复发-缓解型多发性硬化的患者无法预测疾病何时发作或者何时会出现什么样的新症状。但是在两次发作间可以完全恢复为"正常"（缓解期）。在缓解期间，发作期中发生的症状会或多或少的得到改善。如果复发-缓解型多发性硬化患者在每次发作后病情有所恶化，但是在两次复发间状况仍然是稳定的话，就称之为"恶化的复发-缓解型多发性硬化"。复发-缓解型多发性硬化患者疾病病程是进展的，10~15 年后，几乎 75% 的缓解-复发性多发性硬化将进展为继发-进展型多发性硬化，15 年后，被诊断为继发-进展型多发性硬化的患者，一部分人需要使用手杖行走，另外一些人可能需要使用轮椅了。

2. 继发-进展型 复发-缓解型多发性硬化患者出现渐进性症状恶化，伴或不伴有急性发作，在没有接受治疗的情况下，大约 50% 的复发-缓解型多发性硬化（多发性硬化）将在 10 年内发展为继发-进展型多发性硬化，正式称为慢性进展型多发性硬化。有些继发-进展型多发性硬化可以有发作，但是，很多人可以没有发作。这时候，患者的症状和残疾却在经历一个逐渐加重的过程。

3. 原发-进展型 发病后病情缓慢进展加重，无缓解，呈连续渐进恶化，无急性发作，对治疗反应差。原发进展型多发性硬化患者的症状自诊断开始，其症状就开始逐步地恶化，但是，没有显著地发作。在以后的数月或者数年中，会稳定或者继续恶化。原发进展型多发性硬化是疾病的进展的形式，没有明确的复发和缓解。患有此类多发性硬化的患者的年龄往往比患有其他类型的多发性硬化的患者要大；40 岁左右是原发进展型多发性硬化的好发年龄（青少年很少患有此种类型的多发性硬化）。不像其他类型的多发性硬化，原发进展型多发性硬化发病的男女比例几乎一样。此类疾病的起始症状通常是逐步恶化的痉挛步态，随之而来的是行走质量的下降。典型的原发进展型多发性硬化的病灶好发于脊髓部位，脑部核磁共振（MRI）影像可能不会显示任何多发性硬化的典型损伤，所以，为了准确诊断原发进展型多发性硬化，有必要进行脊髓核磁共振扫描检查。

4. 良性多发性硬化 良性多发性硬化是较少见的类型，只有10%的患者被诊断为良性多发性硬化。症状相对缓和，多为不常见的感觉异常，可以完全复原。在经历了一次或者两次发作后，可以伴随完全的康复，没有任何残疾发生。这个类型的多发性硬化不会随着时间推移而恶化，也不会出现永久性残疾，疾病也不会有进展。良性多发性硬化在起病时不会发生视力缺失的症状，不会发生任何运动障碍症状，例如，复视、协调困难或者震颤等。良性多发性硬化只有在发病后10～15年里有过极轻微的残疾后才被正确诊断。

四、多发性硬化诊断的宜与忌

由于多发性硬化临床上发病的时间和空间多发性，加之眼震、意向性震颤和断续语言等多发性硬化三主征仅在部分晚期病人出现，临床诊断较为复杂且大多需要随诊，临床证据不足时宜结合实验室检查如脑脊液检查、视觉诱发电位和头部 MRI 检查。多发性硬化的诊断依据。

1. 临床确诊 ①病程中两次发作和两个分离病灶临床证据。②病程中两次发作，一处病变临床证据和另一部位病变亚临床证据。

2. 实验室检查支持确诊 ①病程中两次发作，一个临床或亚临床病变证据，CSF 寡克隆带（＋）或 CSF-IgG 指数增高。②病程中一次发作，两个分离病灶临床证据，CSF 寡克隆带（＋）或 CSF-IgG 指数增高。③病程中一次发作，一处病变临床证据和另一病变亚临床证据，CSF 寡克隆带（＋）或 CSF-IgG 指数增高。多发性硬化的确诊要靠临床和亚临床证据、影像证据和实验室证据，但临床诊断要求病变具有反复发作的特征即俗称的"2+2"——2个部位、2次发作或2次发作临床表现1个部位病灶，另一个为副临床病灶的证据。

临床证据：系指出现神经系统症状及体征，可有客观证据，也可无客观证据。可以完全是患者的主观感觉或在病史中提供的，也可为经医生检查发现的阳性体征。神经系统检查提供的客观体征可提示中枢神经系统存在一个或以上的受损部位（大脑、脑干、小脑、视神经、脊髓）。在两个临床证据中，其中一个可以用病史来代替，此病史足以提示多发性硬化的一个典型病损部位并且无别的疾病可以解释（如Lhermitte氏征、手失去功能、视神经炎、一过性轻截瘫、典型的复视、肢体麻木）。

病变的亚临床证据：是指通过各种检查发现的中枢神经系统病变。这些检查包括脑干听觉诱发电位、视觉诱发电位、体感诱发电位、影像学检查及免疫学检查等。

多发性硬化的典型症状：为中枢神经系统白质受损的症状和体征，不累及灰质和周围神经（除非是髓内部分引起者）。头痛、惊厥、抑郁或意识障碍对多发性硬化的诊断无特殊意义。

发作次数判定（时间）：2次发作间隔必需是1个月以上，每次发作历时必须超过24小时。

病灶多发性判定（空间）：症状和体征不能用单一的病灶解释。如同时发生双侧视神经炎或两眼在15天内先后受累，应视为单一病灶。只有中枢神经系统明确存在不同部位（大脑、脑干、小脑、视神经、脊髓）的损害，才能认为是两个以上的病灶。多发性硬化只有在排除其他中枢神经系统疾病外才能诊断，宜与下列疾病鉴别：急性播散性脑脊髓炎、脑白质营养不良、脊髓肿瘤、脑转移癌、胶质瘤、淋巴瘤等。

五、多发性硬化治疗的宜与忌

多发性硬化疾病早期,就已经出现神经轴索不可逆断裂,且疾病早期发作次数越多,预示残障到来的时间越早。在疾病进展时,自身免疫活动更加难以控制,脑萎缩在复发-缓解期已经发生,比进展期发生的更加迅速。临床试验表明早期治疗可以延缓和预防临床孤立综合征(CIS)转换成临床确诊多发性硬化(CD 多发性硬化)。在疾病发生的初期,而且是非常早的时期,神经和大脑就已经遭到了破坏。因为这种破坏往往是"静默"的,而且可以持续数年直到症状完全暴发。所以,早期治疗可以将这些早期的"静默"性的破坏降低到最小程度,从而延缓疾病的进展。而且治疗越早越好。目前多发性硬化治疗的主要目的是抑制急性期炎性脱髓鞘病变的进展,尽可能减少复发次数,晚期采取对症和支持治疗,减轻神经功能障碍造成的痛苦。常用治疗如下:

1. 皮质类固醇 宜早期大剂量使用,常用甲基强的松龙 500～1000mg 加入 5％葡萄糖静脉滴注,每天一次,连用 3～5 天。后改强的松 60mg/d,以后逐渐减量至停用。急性视神经炎不主张口服皮质激素,也不推荐鞘内注射甲基强的松龙,因为复发的危险性大,副作用高。治疗过程中宜定期复查电解质,常规补钾和使用制酸剂。

2. 免疫抑制剂 可以减少多发性硬化的症状但对 MRI 显示的脱髓鞘病灶无减少且不良反应大,仅用于皮质激素治疗无效的病人,不宜常规使用。常用药物:硫唑嘌呤 2mg/kg·d 口服,治疗 2 年。甲氨蝶呤 7.5mg/周口服,治疗 2 年。环磷酰胺 50mg,bid,治疗 1 年。环孢素 A 2.5～5mg/kg·d,1～2 年或更久。

3. β-干扰素 能降低多发性硬化复发的频率和严重程度,减少了多发性硬化病灶数目,对复发缓解型多发性硬化有效,对维持病情稳定有帮助。常用 INF-β1a 30μg 每周肌注 1 次或 INF-β1b 50μg,隔日皮下注射一次，维持2年。

4. 免疫球蛋白 宜大剂量冲击治疗，常用溶生静丙 0.4g/kg·d 静脉滴注，3～5天一疗程。对复发-缓解型患者复发有效，宜在复发早期使用效果显著。根据病情需要每月加强治疗一次，连续3～6个月。

5. 血浆置换疗法 急性进展型和暴发型多发性硬化考虑血浆置换疗法，以清除自身抗体。每次交换 50ml/kg，1～2次/周，10～20次一疗程，宜与肾上腺糖皮质激素或免疫抑制剂合用疗效更好。

6. 对症处理 尿潴留宜用拟胆碱药，尿失禁宜用抗胆碱药，无效时用丙米嗪 10～25mg 口服，每天4次。严重尿潴留宜采用间歇性导尿。痛性痉挛首选巴氯芬 5mg 每日3次，逐步增加剂量至 40～75mg/d，无效时可用卡马西平或安定。

六、多发性硬化生活中的宜与忌

日常饮食和多发性硬化的发病有着千丝万缕的关系，不适当的饮食如摄入较多的动物脂肪、肉制品和牛乳等可能是"多发性硬化"的发病原因之一，越是经常摄入肉类食物，发病的概率就越高。鱼类食物对疾病有正面作用。因此平衡膳食，多吃鱼和蔬菜，少吃肉类对维持良好的身体状况很重要，每日摄入 50～80 克蛋白质。建议多食富含植物蛋白的食物，如豆腐、带皮土豆、蛋清、谷类、坚果类等食物。每日吃 4～10 茶匙（20～50 克）优质食用油，如大豆油、麦胚芽油、亚麻子油，这些油类可以提供充分的每日必须的部分多链不饱和脂肪酸。每日摄入一些鱼油会对多发性硬化起到良好的改善作用。从生理学和营养学观点来看，鱼类食品具有很高的营养价值，这点已经毋庸置疑了。因为，鱼类特别是深海鱼类富含足量的多链不饱和脂肪酸和高质量的蛋白质。应该减少碳水化合物中的糖的摄入。选择一些粗粮，如，全麦面粉、全麦面包、糙米（没有精加工的米和燕麦食物），建议大量减少加工食品特别是动物脂肪等的摄入，还要大量减少巧克力、甜食和冰激凌的摄入。将每周食用动物肉类的次数减少到2～3次，严格克制吃肉的欲望，代替以鱼类食物。最好不吃香肠，因为香肠含有大量的脂肪，多吃水果、蔬菜和沙拉以提高食物中的纤维素成分。饮食宜新鲜清淡，且富有营养。

患者定期运动既有益于身体健康也有益于精神健康。运动可以增加肌肉力量和体质。也可以改善痉挛，改善平衡失调以及膀胱和肠道功能，也可以减轻多发性硬化带来的抑郁和疲劳，不建议进行高强度的体力或者脑力运动，建议进行一些轻度到中度的适合多发性硬化患者的运动，例如步行、骑车、瑜伽、太极拳，根据身体状况，到健身房进行一些有氧锻炼。运动之前，不过分操劳，特别是刚开始运动时。以训练或者锻炼结束后 1 小时内恢复体力和感觉良好为宜。在运动前保证足够的休息，运动中需要短暂休息，避免疲劳。多发性硬化可以保持适度的性生活，如有性欲下降等情况，可找性医学专家适度使用性兴奋药。多发性硬化患者可以怀孕生小孩，但必需在医师指导下停用相关治疗药物，以免造成畸性儿或缺陷儿的出生。

(易玉新)

第十三章

神经-肌肉接头和肌肉疾病的宜与忌

一、有关神经-肌肉接头和肌肉疾病的概述

(一) 什么是神经-肌肉接头和肌肉疾病

神经-肌肉接头疾病是指神经肌肉接头间传递障碍所引起的疾病。肌肉疾病是指骨骼肌本身病变所引起的疾病。

(二) 导致神经-肌肉接头和肌肉疾病发生的原因有哪些

神经肌肉接头病变发生的原因有突触前膜病变涉及乙酰胆碱合成和释放障碍,突触间隙中乙酰胆碱酯酶含量异常、突触后膜乙酰胆碱受体病变等。

肌肉肌病发生的原因则有肌细胞膜电位异常,能量代谢障碍、肌细胞膜内病变等。

(三) 神经-肌肉接头和肌肉疾病有哪些共同的表现

1. 肌肉萎缩 系指身体部分骨骼肌的体积萎缩变小,是由于肌纤维数目减少或容积变小所致。

2. 肌无力 肌肉肌病和神经肌肉接头疾病所致的肌无力的共同特点是肌无力的范围或肌肉分布不能以某一组或某一根单一神经损害来解释。

3. 肌肉疼痛 包括静止性和活动性肌肉疼痛两种。静止性肌肉疼痛常是固定的,影响肌肉活动;活动性疼痛仅指活动时肌肉疼痛。

4. 肌肉强直 系指肌肉收缩后不易放松。

5. 肌肉不自主运动 系指在静息状态下肌肉不自主地收缩和抽动。包括肌束颤动、肌纤维颤动及肌颤动等。

6. 肌肥大与假肥大 肌肉肥大分为功能性和病理性肥大两种,生理性(功能性)肥大见于举重运动员及特殊工种的体力劳动者,有

关职业史可提供诊断的依据。病理性肌肥大可见于肌病、内分泌障碍、先天性偏侧肥大等。

7. 真性肌肥大症 罕见，在儿童发生，肢体肌肉肥大进行性发展，到一定程度自行停止。

（四）神经-肌肉接头和肌肉疾病包括哪些病症

神经-肌肉接头疾病主要包括重症肌无力和 Lambert-Eaton 综合征等。

肌肉疾病主要包括进行性肌营养不良症、周期性瘫痪、多发性肌炎、强直性肌营养不良症和线粒体肌病等。

二、神经-肌肉接头和肌肉疾病诊断、治疗和检查方面的宜与忌

（一）重症肌无力

1. 什么是重症肌无力 重症肌无力是一种神经肌肉接头传递障碍的获得性自身免疫性疾病。病变主要累及神经-肌肉接头突触后膜上乙酰胆碱受体。临床特征为部分或全身骨骼肌极易疲劳，通常在活动后症状加重，经休息和胆碱酯酶抑制剂治疗后症状减轻。

2. 重症肌无力有哪些临床表现

重症肌无力在任何年龄组均可发病，但有两个发病年龄高峰：一是 20～40 岁，女性多于男性；另一是 40～60 岁，男性多见，多合并胸腺瘤。感染、精神创伤、过度疲劳、妊娠、分娩等为常见诱因，有时甚至诱发重症肌无力危象。

重症肌无力有以下临床特征：

（1）受累骨骼肌病态疲劳 肌肉连续收缩后出现严重肌无力甚至瘫痪，经短暂休息后可见症状减轻或暂时好转。肌无力症状呈波动性，多于下午或傍晚劳累后加重，晨起和休息后减轻，称之为"晨轻

暮重"。

(2) 受累肌肉的分布　虽然全身骨骼肌均可受累，但脑神经支配的肌肉较脊神经支配的肌肉更易受累。常从一组肌群无力开始，逐步累及到其他肌群。首发症状常为一侧或双侧眼外肌麻痹，但瞳孔括约肌不受累。若累及面部肌肉和口咽肌则出现表情淡漠、苦笑面容；连续咀嚼无力、进食时间长；说话带鼻音、饮水呛咳、吞咽困难。若胸锁乳突肌和斜方肌受累则颈软、抬头困难、转颈、耸肩无力。四肢肌肉受累以近端为重，腱反射通常不受影响，感觉正常。呼吸肌受累出现咳嗽无力、呼吸困难，称为"重症肌无力危象"，是致死的主要原因。心肌偶可受累，可引起突然死亡。

(3) 胆碱酯酶抑制剂治疗有效。

(4) 起病隐袭，整个病程有波动，缓解与复发交替，晚期病人休息后不能完全恢复，但其不是持续进行性加重疾病。

临床可分为成年型、儿童型、少年型。成年型由 Osserman 分型又分为眼肌型、轻度全身型、中度全身型、急性重症型、迟发重症型及肌萎缩型。

3. 重症肌无力诊断的宜与忌

重症肌无力的诊断宜根据病史、受累骨骼肌病态疲劳、症状波动、晨轻暮重的特点加以诊断。疲劳试验、抗胆碱酯酶药物试验（如新斯的明试验）、重复神经电刺激、单纤维肌电图、乙酰胆碱受体抗体滴度测定等检查有助进一步明确诊断。

宜同时完善胸腺 CT/MRI 及甲状腺功能、类风湿因子、抗核抗体等检查。

宜与 Lambert-Eaton 综合征、肉毒杆菌中毒、眼肌型肌营养不良症、延髓麻痹、多发性肌炎等疾病进行鉴别。

4. 重症肌无力治疗的宜与忌

重症肌无力药物治疗宜选用胆碱酯酶抑制剂、肾上腺皮质激素、免疫抑制剂等，忌用奎宁、吗啡及氨基糖苷类抗生素、新霉素、多粘菌素、巴龙霉素等。安定、苯巴比妥等镇静药宜慎用。

其他治疗还宜选用胸腺切除或放疗、血浆置换、大剂量免疫球蛋白静脉注射等。

出现甲状腺危象后不论何种类型，均宜立即行气管切开，应用人工呼吸机辅助呼吸，积极控制感染，用肾上腺皮质激素及行血浆置换治疗。明确危象类型后宜进行积极抢救：肌无力危象宜加大抗胆碱能药物的剂量；胆碱能危象宜立即停止使用抗胆碱酯酶药物，待药物排除后可重新调整剂量；反拗危象宜停止抗胆碱酯酶药物而用输液维持，过一段时间后如抗胆碱酯酶药物有效时再重新调整剂量。

（二）周期性瘫痪

1. 什么是周期性瘫痪 周期性瘫痪是以反复发作的骨骼肌弛缓性瘫痪为特征的一组肌病，发作时多伴有血清钾含量的改变。肌无力可持续数小时或数周，发作间歇期完全正常，根据发作时血清钾的浓度，可分为低钾型、高钾型和正常钾型三类，临床以低钾型者多见。

其中部分合并甲状腺功能亢进、肾功能衰竭和代谢性疾病者，称为继发性周期性麻痹。

2. 周期性瘫痪有哪些临床表现

（1）低钾型周期性瘫痪 任何年龄均可发病，以20～40岁男性多见，随年龄增长而发作次数减少。疲劳、饱餐、寒冷、酗酒和精神刺激等是常见诱因。

常于饱餐后夜间睡眠或清晨起床时，肢体肌肉对称性无力或完全瘫痪，下肢重于上肢、近端重于远端；也可从下肢逐渐累及上肢，数小时至1～2天内达高峰。可伴有肢体酸胀、针刺感。瘫痪肢体肌张力低、腱反射减弱或消失。发作期间神智清楚、呼吸、吞咽、咀嚼、发音和眼球运动正常，膀胱直肠括约肌功能不受影响。发病前可有肢体疼痛、感觉异常、口渴、多汗、少尿、潮红、嗜睡、恶心等不适。少数病例可发生呼吸肌麻痹、心律失常、血压增高而危及生命。

发作一般经数小时至数日逐渐恢复，最先受累的肌肉最先恢复。发作频率不等，发作间期一切正常。

伴发甲亢的周期性瘫痪发作频率较高，每次持续时间短，常在数小时至1天之内。甲亢控制后，发作频率减少。

（2）高钾型周期性瘫痪 又称强直性周期性瘫痪，较少见，基本上限于北欧国家。

多在10岁以前发病，男性居多，饥饿、寒冷、剧烈运动和钾盐摄入可诱发肌无力发作。

肌无力从下肢近端开始，然后影响至上肢、颈部肌肉和脑神经支配肌肉，瘫痪程度一般较轻，但常伴有肌肉痛性痉挛。每次持续时间短，约数分钟到1小时。部分病人伴有手肌、舌肌的强直发作，肢体放入冷水中易出现肌肉僵硬，肌电图可见强直电位。发作时血钾和尿钾浓度升高、血清钙降低、心电图T波高尖。多数病例在30岁左右趋于好转，逐渐中止发作。

(3) 正常钾型周期性瘫痪 又称钠反应性正常血钾型周期性瘫痪，较为罕见。

多在10岁以前发病，常于夜间或清晨醒来时发现四肢或部分肌肉瘫痪，甚至发音不清、呼吸困难等。发作持续时间常在10天以上。限制钠盐摄入或补充钾盐可诱发，补钠后好转。血钾水平正常。

3. 周期性瘫痪诊断的宜与忌 根据周期性发作的短时期的肢体近端弛缓性瘫痪、无意识障碍和感觉障碍、发作期血钾低于3.5mmol/L、心电图呈低钾性改变、补钾后迅速好转等不难诊断低钾型周期性瘫痪。有家族史者更支持诊断。宜于高钾型周期性瘫痪、正常血钾型周期性瘫痪、重症肌无力、吉兰-巴雷综合征等鉴别。

根据发作性无力伴肌强直、无感觉障碍和高级神经活动异常、血钾含量增高及家族史即可诊断高钾型周期性瘫痪。诊断有困难时可行钾负荷试验及冷水诱发试验。宜与低钾型周期性瘫痪、正常血钾型周期性瘫痪、先天性副肌强直症鉴别，此外尚需与肾功能不全、肾上腺皮质功能下降、醛固酮缺乏症和药物性高血钾瘫痪相鉴别。

正常血钾型周期性瘫痪主要与吉兰-巴雷综合征、高钾型和低钾型周期性瘫痪相鉴别。

4. 周期性瘫痪治疗的宜与忌 宜根据不同类型予相应处理。

低钾型周期性瘫痪发作时予补钾治疗为主，呼吸肌麻痹者宜予辅助呼吸，严重心律失常者宜积极纠正。宜避免各种诱因，平时宜少食多餐，忌浓缩高碳水化合物饮食，并限制钠盐。避免受冻及精神刺激。

高钾型周期性瘫痪发作时主要以钙剂或葡萄糖＋胰岛素、速尿等降低血钾治疗为主。预防发作宜予高碳水化合物饮食，忌过度劳累，避免寒冷刺激。可口服双氢克尿噻等药物帮助排钾。

正常钾型周期性瘫痪可予大量生理盐水静脉滴注，补钙及补钠等治疗。忌进食含钾多的食物，如肉类、香蕉、菠菜、薯类等。忌过劳或过度肌肉活动，注意寒冷或暑热的影响。

（三）多发性肌炎

1. 什么是多发性肌炎　多发性肌炎是一组多种病因引起的弥漫性骨骼肌炎症性疾病，临床上以急性或亚急性起病、对称性四肢近端和颈肌及咽肌无力、肌肉压痛、血清肌酶学增高和骨骼肌坏死及淋巴细胞浸润为特征，同时伴有血沉增快及肌电图呈肌源性损害，用糖皮质激素治疗效果好等特点。发病与细胞和体液免疫异常有关。

2. 多发性肌炎有哪些临床表现　多发性肌炎呈急性或亚急性起病，发病年龄不限，但儿童和成人多见，女性多于男性，病情逐渐加重，数周或数月达高峰。病前可有低热或感冒史。

首发症状通常为四肢近端无力，常从盆带肌开始逐渐累及肩带肌肉，表现为上楼、起蹲困难、双臂不能高举、梳头困难等。颈肌无力出现抬头困难，咽喉肌无力表现为构音、吞咽困难，呼吸肌受累则出现胸闷、呼吸困难。常伴有关节、肌肉痛。眼外肌一般不受累。少数病例合并有皮疹、蝶形红斑、关节炎等其他自身免疫性疾病。10%~30%的病例伴发恶性肿瘤，如乳腺肿瘤、肺癌、卵巢癌和胃癌等。消化道受累出现恶心、呕吐、痉挛性腹痛，心脏受累出现晕厥、心律失常、心衰，肾脏受累出现蛋白尿和红细胞。查体可见四肢近端肌肉无力、压痛，晚期可有肌萎缩和肌挛缩。感觉正常。

3. 多发性肌炎诊断的宜与忌　根据典型的四肢近端肌无力伴压痛、无感觉障碍、血清肌酶学增高、肌电图呈肌源性损害、肌活检为炎性改变即可确诊。40岁以上者宜排除恶性肿瘤。

宜与肢带型肌营养不良症、重症肌无力相鉴别。

4. 多发性肌炎治疗的宜与忌　急性期宜卧床休息，适当体疗以保持肌肉功能和避免挛缩，注意防止肺炎等并发症。

首选治疗药物为皮质类固醇激素。长期皮质类固醇激素治疗宜预防其副作用，给予低糖、低盐和高蛋白、高维生素饮食，用抗酸剂保护胃黏膜，注意补充钾和维生素 D，对结核病患者应进行相应治疗。

激素治疗不满意时宜加用免疫抑制剂，可予中药治疗、血浆置换、免疫球蛋白等。

宜进行适当体育锻炼和理疗。重症者宜预防关节挛缩及废用性肌萎缩。

（四）进行性肌营养不良症

1. 什么是进行性肌营养不良症

进行性肌营养不良症是一组遗传性肌肉变性疾病，临床特征主要为缓慢进行性加重的对称性肌肉无力和萎缩，无感觉障碍。神经肌电图表现为肌源性损害、神经传导速度正常，肌活检示进行性肌纤维坏死、再生和脂肪及结缔组织增生。

根据遗传方式、起病年龄、萎缩肌肉的分布、病程进展速度和预后，进行性肌营养不良症至少可分为 9 种类型：假肥大型肌营养不良症 [包括 Duchenne 型肌营养不良症（DMD）和 Becker 型肌营养不良症（BMD）]、面肩肱型肌营养不良症（FSHD）、肢带型肌营养不良症（LGMD）、Emery-Dreifuss 肌营养不良症（EDMD）、先天性肌营养不良症（CMD）、眼咽型肌营养不良症、眼型肌营养不良症和远端型肌营养不良症。其中，DMD 最常见，其次为 BMD、FSHD 和 LGMD。

2. 进行性肌营养不良症有哪些临床表现

（1）假肥大型肌营养不良症

A. Duchenne 型肌营养不良症（DMD）

DMD 是我国最常见的 X 连锁隐性遗传的肌病，无明显地理或种族差异。通常 3～5 岁隐袭起病，突出症状为走路慢、脚尖着地、易跌跤、上楼及蹲位站立困难、站立时腰椎过度前凸、行走时骨盆向两侧上下摆动，呈典型的"鸭步"。并表现为典型的 Gowers 征：即患儿自仰卧位起立时必须先翻身转为俯卧位；次屈膝关节和髋关节，并用手支撑躯干成俯跪位；然后以两手及双腿共同支撑躯干；再用手按压膝部以辅助股四头肌的肌力，身体呈深鞠躬位；最后两手攀附下肢缓慢站立。随症状加重出现跟腱挛缩、双足下垂、平地步行困难。

肩胛带肌、上臂肌往往同时受累，但程度较轻，出现"翼状肩胛"。

90%的患儿有肌肉假性肥大，触之坚韧，为首发症状之一。以腓肠肌最明显，三角肌、臀肌、股四头肌、冈下肌和肱三头肌等也可发生。因萎缩肌纤维周围被脂肪和结缔组织替代，故体积增大而肌力减弱。

大多患者伴心肌损害，出现心律失常、心脏扩大、心瓣膜关闭不全等。约30%患儿有不同程度的智能障碍。平滑肌损害可有胃肠功能障碍，如呕吐、腹痛、腹泻、吸收不良、巨结肠等。

面肌、眼肌、吞咽肌、胸锁乳突肌和括约肌不受累。

患儿12岁不能行走，需坐轮椅，这是鉴别DMD和BMD的主要依据。晚期患者的下肢、躯干、上肢、髋和肩部肌肉均出现明显萎缩，腱反射消失；因肌肉挛缩致使膝、肘、髋关节屈曲不能伸直。最后因呼吸肌萎缩而出现呼吸变浅，咳嗽无力，多数病人在20～30岁因呼吸道感染、心衰而死亡。

B. Becker型肌营养不良症（BMD）

BMD呈X连锁隐性遗传，与DMD是等位基因病，发病率为DMD患者的1/10。多在5～15岁起病，临床表现与DMD类似，但进展缓慢，病情较轻，12岁尚能行走，心脏很少受累，智力正常，存活期长，接近正常生命年限。

DMD和BMD均有血清肌酶学CK和LDH显著升高。肌电图呈肌源性损害，尿中肌酸增加，肌酐减少。肌肉MRI示变性肌肉呈"虫蚀现象"。抗肌萎缩蛋白基因诊断可发现基因缺陷。抗肌萎缩蛋白免疫学检查的确诊率为100%。

(2) 面肩肱型肌营养不良症（FSHD）

FSHD呈常染色体显性遗传，性别无差异。多在青少年期起病，但也可见儿童及中年发病者。

常为面部和肩胛带肌最先受累，患者面部表情少，眼睑闭合无力，吹口哨、鼓腮困难，逐渐延及肩胛带（翼状肩胛）、三角肌、肱二头肌、肱三头肌和胸大肌上半部。肩胛带和上臂肌肉萎缩明显，可不对称。因口轮匝肌假性肥大嘴唇增厚而微翘,称为"肌病面容"。可见三角肌假性肥大。

病情进展缓慢,逐渐累及躯干和骨盆带肌,可有腓肠肌假性肥大,视网膜病变和听力障碍。大约20%需坐轮椅,生命年限接近正常。

肌电图为肌源性损害,血清肌酶学正常或轻度升高。基因诊断可确诊。

(3) 肢带型肌营养不良症(LGMD)

LGMD呈常染色体隐性或显性遗传,散发病例也较多。

10~20岁起病,首发症状多为骨盆带肌肉萎缩、腰椎前凸、鸭步、下肢近端无力出现上楼困难,可有腓肠肌假性肥大。逐渐发生肩胛带肌肉萎缩、抬臂和梳头困难、翼状肩胛,面肌一般不受累。

血清肌酶学明显升高,肌电图呈肌源性损害,心电图正常。

病情缓慢发展,平均起病后20年左右丧失劳动能力。

(4) 眼咽型肌营养不良症

眼咽型肌营养不良症呈常染色体显性遗传,也有散发病例。

40岁左右起病,首发症状为对称性上睑下垂和眼球运动障碍。逐步出现轻度面肌、眼肌无力和萎缩、吞咽困难、构音不清。

血清CK正常。

(5) Emery-Dreifuss肌营养不良症(EDMD)

EDMD呈X连锁隐性遗传,5~15岁缓慢起病。

疾病早期出现肘部屈曲挛缩和跟腱缩短,颈部前屈受限,脊柱强直而弯腰、转身困难。

受累肌群主要为肱二头肌、肱三头肌、腓骨肌和胫前肌,继之骨盆带肌和下肢近端肌肉无力和萎缩,腓肠肌无假性肥大,智力正常。

心脏传导功能障碍,表现为心动过缓、晕厥、房颤等,心肌损害明显,血CK轻度升高。

病情进展缓慢,症状轻重不等,重者不能行走,轻者无明显症状。

3. 进行性肌营养不良症诊断的宜与忌 根据临床表现、遗传方式、起病年龄、家族史,加上血清肌酶学测定及肌电图、肌活检和基因分析，诊断不难。如基因检测阴性或检测所有基因突变点有困难，用特异性抗体对肌肉组织进行免疫组化检测，可以确诊。

宜与少年型近端脊肌萎缩症、慢性多发性肌炎、肌萎缩侧索硬化症及重症肌无力等进行鉴别。

4. 进行性肌营养不良症治疗的宜与忌 进行性肌营养不良症迄今无特异性治疗，只能对症支持治疗，宜增加营养、适当锻炼。物理疗法和矫形治疗可预防及改善脊柱畸形和关节挛缩，对维持活动功能很重要。

宜鼓励患者尽可能从事日常活动，避免长期卧床。

药物宜选用 ATP、肌苷、维生素 K、肌生注射液等。

基因治疗及干细胞移植治疗可望成为有效的治疗方法。

由于目前尚无有效的治疗方法，因此宜检出携带者、进行产前诊断、人工流产患病胎儿。

（曾 艺）

第十四章

脑卒中康复治疗的宜与忌

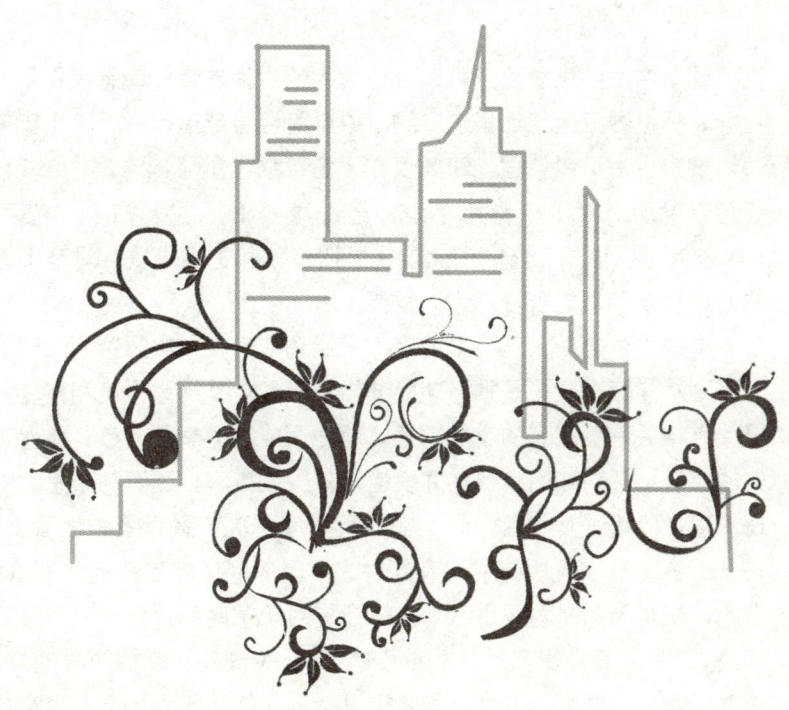

一、什么是脑卒中后的康复治疗？

康复治疗主要是指对神经功能障碍进行的康复，如运动功能的康复、感觉障碍的康复、痉挛的康复、失语症的康复、构音障碍的康复、吞咽障碍的康复、泌尿功能障碍的康复等。

二、为什么要进行康复治疗？

脑卒中后的康复治疗可以改善病人的生活质量，使患者尽早融入社会。据世界卫生组织报道，脑卒中患者经康复治疗后，第1年末约60％日常生活可以自理，20％仅在一定帮助下就可以自理，仅5％需要全部帮助；对于中青年患者，经过康复治疗后大约30％在病后1年末就可以恢复工作。因此重视早期康复和持续康复，对卒中患者的心理恢复和功能恢复都十分重要。

中风发生之后，急性期的治疗只能功成一半！中风给病人遗留下的各种功能障碍，多是神经功能缺损的表现。其严重程度和恢复的快慢，直接关系着患者的康复前景。而之后成功的康复治疗，能促进病体的康复，预防和治疗各种并发症，减少残废率，还有利于患者的心理调适，以增进其生活信心，在很大程度上决定着患者的生活质量。临床上许多抢救成功的中风病人，往往因忽视康复治疗而终留残疾！因此，康复无论是对于患者本身，还是对于家庭和社会，都有重要的意义。"中风偏瘫康复，并非难于登天"，关键在于掌握科学的方法，持之以恒，直至生活自理，最终重返社会，继续作为社会中健康的一员而生活和工作。

三、什么时候开始进行康复治疗？

早期康复介入时间一般在患者神志清楚、生命体征平稳、病情不再发展，48小时后即可进行，康复量由小到大，循序渐进。多数脑出血康复可在病后10～14天开始进行。

脑卒中发病后1～3个月是康复治疗和功能恢复的最佳时期。恢复后期功能进步缓慢或停滞不前，出现肢体的废用。对患侧功能不可恢复或恢复很差者，应充分发挥健侧的代偿作用，必要时加用自助器具。

四、康复治疗的原则和目标是什么？

康复治疗的原则是：（1）康复应尽早进行；（2）患者应积极配合；（3）应与药物、其他治疗共同进行；（4）最好由康复专业人员在康复病房实行，没有条件可由康复治疗师指导家属进行。

康复治疗的目标是：使尽可能更多的卒中患者恢复生活自理能力，回归家庭和社会，提高生存质量。

五、康复治疗中有哪些禁忌证？

对于急性脑卒中的康复来说，禁忌证大约可以归纳为三类：

(1) 病情过于严重或在进行性加重中,如深度昏迷、严重的精神障碍、血压过高、神经病学症状仍在进行发展中等;(2) 伴有严重的合并症,如严重的感染、糖尿病酮症、急性心肌梗死等;(3) 严重的系统并发症,如失代偿性心功能不全、心绞痛、急性肾功能不全、活动风湿、严重的精神病等。

六、脑卒中病人康复锻炼应该注意什么?

(1) 切勿锻炼过度。脑卒中病人在进行康复锻炼时要消耗人体大部分的能量和养料,因此,锻炼的强度越大,需要的养料越多,需要的休息质量就越高。否则,就会疲劳过度,这样将会大大影响康复进程。

(2) 预防锻炼过程中的意外事故。如扭伤筋骨、撕伤肌肉等,以致于康复锻炼的中断。在开始锻炼时,应先做充分的准备活动。开始进行新的康复锻炼动作时,应由家属在旁边进行保护,以确保安全。

(3) 锻炼时要全面兼顾各关节、肌肉的锻炼,避免在康复中偏重多练某些部位,而忽视锻炼其他部位。在对瘫痪肢体进行功能锻炼的同时,不要忽视正常肢体及躯干功能的锻炼。

(4) 避免"三天打鱼,两天晒网",如果不能持之以恒,坚持每日锻炼,其效果就不容易巩固;想要产生良好的锻炼效果,必须按规定时间进行,不能随意中断,除非疲劳过度而需要的休息。时断时续的锻炼,不能使被锻炼的部位感受到一定的重复性刺激,并不能产生适应性的反应。

(5) 可做一些康复锻炼记录,并时常加以比较、分析和研究。从中总结本人对哪个动作反应较好或较差,哪段锻炼时间进步较快或较慢,得出改进锻炼的有效方法,以鼓舞自己坚持锻炼,不断进步。

七、脑卒中后卧床的患者应该注意什么？

（1）脑卒中后卧床的病人要经常翻身，以减轻局部组织的受压。对于不能自己翻身的病人，家人要协助其定时翻身，以预防褥疮的发生。

（2）由于卧床时间太长，会引起排痰不畅，甚至造成坠积性肺炎的发生。所以，经常不断的变换体位，对脑卒中后卧床的病人是十分重要的。如发生了坠积性肺炎的病人，可以采取头低脚高位，以利于肺内分泌物的引流。如出现了臀部的褥疮，可以采取侧卧位或俯卧位。

（3）在帮助脑梗死卧床病人翻身、按摩、床上使用便器时，要注意不要推、拖、拉，以免损伤局部的皮肤，因为皮肤损伤后不容易愈合，容易引发褥疮。

（4）要保证病人全身营养的供给。长期卧床的脑卒中病人，需要含有丰富的蛋白质、脂肪、糖、维生素等营养的食物，尤其是蛋白质的补充更为重要，对促进组织的修复起到重要的作用。而且，由于病人长期卧床，活动量小，肠蠕动减慢，很容易引起便秘，所以，在补充营养的同时，更要注意粗纤维食物的补充。

（5）室内要定期开窗换气，以保持适当的温度和湿度。冬天特别要注意预防热水袋的烫伤。

（6）要保持床铺的平整、松软，床单的干燥，皮肤的清洁，最好能够每天用温水擦浴局部组织，使局部组织皮肤血液运输能得到改善。

八、在脑卒中患者的康复训练中，亲属应如何参与？

在脑卒中患者的康复过程中，患者亲属也应参与进来，并通过以下方面帮助患者。

(1) 情感上的支持理解：首先应从感情上给予患者支持和理解，使其感到家庭和亲友的关爱及依恋。及时引导患者的不良心理反应，如内疚、焦虑、失望等，提高患者战胜疾病的信心，培养追求生活的欲望。

(2) 对康复训练进行督促监护和辅助：患者的亲属是康复训练全过程最忠实、可靠的督促、监护和辅助训练人。亲属应积极配合和参与康复治疗师进行康复评估，制定康复目标，实施康复训练计划。

(3) 对病情变化进行监测：患者亲属还应学会观察患者常见的病情变化，在康复中一旦发现异常，应及时分析原因并向康复治疗师报告，以避免因某些病情变化未能及时处理而导致残疾程度加重而出现意外。

(4) 康复训练时还应注意安全：保护措施得当，做到耐心、细致，不能急于求成，应调整训练速度，保证其训练效果，尽早恢复其生活能力、工作能力，以重新回归社会。

（陈　珺　温成成）

第十五章

其他脑血管病的宜与忌

一、脑底异常血管网病（烟雾病）的宜与忌

1. 什么是脑底异常血管网病，为什么又称烟雾病？

是指颈内动脉虹吸部（起始部位）及大脑前动脉、大脑中动脉起始部不断加重的狭窄或闭塞，导致颅底（脑底）软脑膜动脉、穿通动脉（穿入深部脑组织的动脉）形成细小密集吻合血管网为特征的脑血管疾病。因为此病作脑血管造影检查时显示出密集成堆的小血管影像，类似吸烟时吐出的烟雾，故又称为烟雾病。

2. 烟雾病诊断的宜与忌

（1）由于本病多见于青年和儿童，20岁以前发病的约占80%，因此，遇到青年或儿童出现急性发作剧烈的头痛或反复发作头痛、短暂性脑缺血发作（TIA）、肢体偏瘫或偏身感觉障碍、失语以及不自主运动（抽动、震颤）等症状时，宜做头部MRA（磁共振血管成像）或脑血管的DSA（血管造影）检查以排除此病，忌忽视这些症状的严重性，以为青年人或儿童不会有通常我们常说的中老年人易患的脑血管病（中风）就不加以详细检查。实际上，这种病有很多是先天性血管畸形所造成的，宜查清其病变部位和范围，这样对治疗方法的选择很有帮助。此病在某些人还有家庭史，所以，在诊断烟雾病时还宜询问其父母、子女或同胞中有无类似病人。

（2）除先天性原因外，本病的后天性原因主要与炎症反应及免疫反应有关（如上呼吸道感染、扁桃体炎、钩端螺旋体感染、系统性红斑狼疮等），诊断此病时，宜反复询问或回忆发病前是否有上述感染的病史，并且宜作相应的病因检测（如钩端螺旋体免疫试验，抗核抗体，抗"O"，C反应蛋白，血沉等检查）。

3. 烟雾病治疗的宜与忌 烟雾病的治疗宜根据患者的个体情况，选择合适的治疗方法，忌选用某一种固定的治疗模式。因为此病的表现形式除了TIA、脑梗塞外，尚可表现为脑内出血和蛛网膜下腔出

血；有的则表现为反复发生的晕厥。因此，其治疗方法宜在明确属于哪一种表现形式的情况下作出选择。另外，如果是钩端螺旋体、病毒等感染所致的话，宜对病因进行治疗。如果是系统性红斑狼疮等结缔组织疾病所致的话还宜选用激素及免疫抑制剂治疗。如果患者发病频繁，颅内血管闭塞严重，宜手术治疗或介入治疗（支架植入术）。

二、巨细胞性颞动脉炎的宜与忌

1. 什么是巨细胞性颞动脉炎，为什么又称颅外肉芽肿性动脉炎？

是指主要侵犯颞浅动脉和眼动脉的血管炎，其动脉的各层均可见巨噬细胞或淋巴细胞、嗜酸性细胞等巨大细胞浸润，因此叫巨细胞性颞动脉炎。由于此病只侵犯颅外动脉（颞浅、眼动脉），并有动脉内膜象肉芽肿样的增生变厚，因此又称颅外肉芽肿性动脉炎。

2. 巨细胞性颞动脉炎诊断的宜与忌

（1）对于50岁以上的一侧或双侧颞部疼痛患者，特别是女性患者或伴有肌肉疼痛者，宜考虑本病的可能。忌只想到常见的偏头痛或血管性头痛。这时，颞浅动脉局部检查（变粗、迂曲、硬结、搏动减弱或消失）及抽血查C反应蛋白和血沉（升高）有助于诊断。

（2）由于本病有10%左右的患者可累及颈动脉、椎基底动脉和眼动脉，诊断此病时宜作眼底检查和颈部血管杂音的听诊，测血压时宜测定双侧上臂血压，并作对比。忌只考虑颞动脉单一动脉病变而忽略了其他血管受累的情况。

3. 巨细胞性颞动脉炎治疗的宜与忌 本病用皮质类固醇激素治疗有效，用药宜早期、足量（40～60mg/d强的松），病情缓解后宜逐渐减量；治疗的疗程宜长（1年至数年）。忌突然停药和不按疗程服药（只服几个月），忌不规则服药（即症状发作时就吃药，一旦好转又停药）。如果应用强的松治疗减量的过程中病情出现反复，宜加大强的松的剂量或加用环磷酰胺1～2mg/kg口服（6～12个月），治疗期间宜测定血沉和C反应蛋白的变化来判断疗效。

三、主动脉弓综合征的宜与忌

1. 什么是主动脉弓综合征？为什么又称无脉症？

是指主要累及主动脉及其分支大动脉的全层性血管炎，由于它主要病变多见于主动脉弓及其分支，并因此产生一系列的症状（如眩晕、黑蒙、晕厥、癫痫发作、肢体麻木无力等），故称作主动脉弓综合征。又由于其受损动脉的搏动减弱或消失（如肱动脉、桡动脉、足背动脉等），因此，又称做无脉症。

2. 主动脉弓综合征诊断的宜与忌

（1）主动脉弓综合征虽然主要累及主动脉弓及其分支大动脉，但全身其他部位的大动脉亦可受累。因此，诊断此病时，宜做较全面的病史询问及体格检查。除颈内动脉或椎-基底动脉、锁骨下动脉受损的症状和体征外（肱或桡动脉搏动减弱或消失、活动时加重的上肢无力、酸痛和变冷，病侧血压低或测不到），宜兼顾肾动脉（腹痛、血尿）、冠状动脉（心绞痛或心肌梗死）、股动脉或腘动脉（间歇性跛行）以及肺动脉（肺动脉高压综合征）等动脉受损的症状和体征的询问和检查。忌片面地理解本病只局限于主动脉弓及其分支。

（2）本病多发生于青年女性，且常伴有发热、乏力、食欲减退、关节疼痛。遇到此类情况时，宜作血管方面的检查及病史回顾（如测定双侧上臂或下肢血压，检查双侧桡、肱、足背动脉搏动情况，询问有无晕厥、眩晕、黑蒙、心绞痛、血尿等病史，听诊有无局部血管杂音）。忌把本病与常见的感冒、血管迷走性晕厥（青年女性常见的晕厥）、风湿热等相混淆。为确诊本病及对治疗方式和预后作出评估时，宜作 DSA 或 MRA 检查。

3. 主动脉弓综合征治疗的宜与忌 本病的治疗可选用皮质类固醇激素（如强的松）口服，治疗过程中宜早期、足量、规则、长期

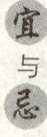

(1年左右)及逐渐减量的原则用药,忌不足量(担心激素的副作用)、不规则、短期及突然停药,激素治疗无效或效果不明显时,宜加用环磷酰胺等免疫抑制剂。病变严重(血管狭窄导致阻塞血流,形成动脉夹层或出血)且范围较局限时,宜考虑手术治疗(动脉内膜切除术、血管置换术、支架植入术等)。忌单纯依赖药物治疗而不采取其他可行的措施而耽误病情。另外,主动脉弓综合征的发病可能与结核杆菌、链球菌、钩端螺旋体感染以及免疫异常有关,因此其治疗还宜及早对以上病原体感染进行彻底有效的根治。

四、脑动脉盗血综合征的宜与忌

1. 什么是脑动脉盗血综合征,常见的有哪几种?

是指病变血管(常见病因为动脉粥样硬化和动脉炎)通过虹吸作用盗取供应脑血流的某支动脉的血液,而产生脑供血不足的一系列症状。根据盗血病变血管的不同而分为以下几种:锁骨下动脉盗血综合征、颈动脉盗血综合征和椎基底动脉盗血综合征。

2. 脑动脉盗血综合征诊断的宜与忌 由于脑动脉盗血综合征往往同时具有二大类(甚至三大类)表现(即病变血管和被盗血血管远端供血不足的表现),因此诊断此病时宜注意这二大类(或三大类)的症状和作相应检查。

(1)如锁骨下动脉盗血综合征其病变在锁骨下动脉或无名动脉近心端,引起患侧(多为左侧,因左锁骨下动脉直接从主动脉弓分出,更容易发生病变)上肢无力,感觉异常,皮肤苍白和肌肉疼痛,桡动脉脉搏减弱,上臂血压低于健侧20mmHg以上,锁骨上窝可闻及血管杂音等。但当患侧上肢活动时(要求供血增多)就会引起同侧椎动脉的血液逆流入(被盗入)锁骨下动脉而导致椎动脉供血不足的表现(如眩晕、复视、身体不能平衡、构音障碍和晕厥等)。

(2)严重时,颈内动脉的血液还可经后交通动脉逆流,导致第三大类的表现（如偏瘫、偏身感觉障碍和失语等）。颈动脉盗血综合征的病变在一侧颈内动脉，健侧颈内动脉的血液通过前交通动脉流入患侧，因此表现为患侧颈内动脉系统缺血的症状（一过性黑蒙），患侧可逆性偏瘫、肢体麻木或失语等（第二大类症状）；患侧颈内动脉搏动减弱或消失，并可闻及血管杂音。

（3）严重时椎-基底动脉的血液也可经后交通动脉流入患侧颈内动脉，产生第三大类表现（即椎-基底动脉供血不足的表现）。椎-基底动脉盗血综合征较少见，是由于椎基底动脉病变（导致椎-基底动脉供血不足）使颈内动脉血液通过后交通动脉逆流至椎-基底动脉而引起偏瘫、偏身感觉障碍或失语等颈内动脉系统缺血的表现。故此病的诊断宜就可能累及的血管作多方面的考虑并仔细询问或回顾某一类症状或体征的详细情况，忌只顾及病变的血管或注意力着重在受牵连的某支血管而影响病情的正确判断和病变部位确定。此外，本病宜作病变血管的 DSA 检查来确诊。

3. 脑动脉盗血综合征预防和治疗的宜与忌　本病一般反复发作，多在患侧上肢或头颈部活动时或大脑供血需求增多时发生。因此，要避免此病的发生，宜少活动或缓慢小幅度的活动患侧上肢或头颈部；忌患侧上肢或头颈部较大幅度的活动和突然的摆动或过度用脑和较长时间置身于缺氧环境下。其治疗主要是针对狭窄或闭塞的血管进行处理。一般来说，病情发展至能引起盗血现象的发生，血管病变已经很严重，靠药物治疗是难以奏效的，宜行动脉内膜切除术或支架植入术等手术治疗或介入治疗。

五、脑静脉及颅内静脉窦血栓形成的宜与忌

1. 什么是脑静脉及颅内静脉窦血栓形成？它与脑动脉血栓形成（通常所说的脑血栓）有什么区别？

是指一组由于多种病因导致的颅内静脉系统（包括静脉窦和脑静

脉）栓塞的一类的血管病，其病因、病变部位不同，临床症状不同；但其共同特点是颅内压增高症状突出（头痛、喷射状呕吐、视乳头水肿、意识障碍等）。由于其病因及病变部位，发病人群，典型的临床特征（脑动脉血栓往往先有局部的神经功能障碍如偏瘫、失语、眩晕、流口水、口角歪斜、共济失调等）不同，因此它与常说的脑血栓是有区别的。

2. 脑静脉及颅内静脉窦血栓形成诊断的宜与忌

此类疾病一般均有较明确的病因，其临床表现也有特征性。脑静脉血栓多由静脉窦血栓扩展而致。因此，诊断此病时宜有针对性地询问有关病史和症状，检查其较特殊的体征；还宜考虑其多发的人群。如上矢状窦血栓形成多见于妊产妇（产后1~3周）、婴幼儿或严重脱水、恶病质的老年人。常见全身衰竭，还可见前额水肿、颅缝分离（婴幼儿）、额浅静脉怒张迂曲等。颅高压为首发症状，但老年人的颅内高压症状不典型。海绵窦血栓形成常由局部（眼眶、鼻、面部危险三角区）或全身的化脓性感染所引起，起病急骤，伴高热、昏迷、瞳孔。

大小和对光反射改变。眼部体征多见（如患眼突出，球结膜水肿、眼周软组织红肿、眼睑下垂、眼球运动受限、眼眶压痛等）；还可并发化脓性脑膜炎或脑脓肿。乙状窦血栓形成常由化脓性中耳炎或乳突炎引起，婴幼儿常见。表现为严重感染征象（皮肤可见瘀斑）及昏迷和抽搐，头皮及乳突周围静脉怒张，婴儿可见颅缝分离。大脑皮质静脉血栓形成常见于产褥期、脱水血液病等高凝状态时，起病突然，伴发热、癫痫发作和轻度偏瘫。颅内静脉窦及脑静脉血栓形成的诊断还有赖于神经影像学检查或脑脊液的检查，宜选择增强MRI为首选检查方法（早期T_1等信号，T_2低信号，1~2周后T_1、T_2均呈高信号）。增强CT有时也可显示上矢状窦空三角征（上矢状窦血栓形成产生的充盈缺损）。脑脊液压力明显升高，白细胞升高，蛋白质增多等有助于颅内静脉窦血栓形成的诊断，但腰穿检查宜于脱水降低颅内后进行，忌在严重颅内压升高的情况下进行此项检查，以免脑疝形成而加剧病情恶化。另外，本病忌与脑肿瘤、子痫、蛛网膜下腔出血、脑室出血、脑动脉血栓形成等相混淆。当然，此类疾病的临床特征及头部的影像学检查对区别以上这些疾病是不难的。

3. 脑静脉及颅内静脉窦血栓形成预防和治疗的宜与忌

首先,由于此类疾病大多有其病因或诱因,一旦发生,病情严重且预后较差,因此,宜认识此类疾病的危害性和严重性,并宜针对病因进行早期的预防和治疗。如积极实行减少妊、产妇和恶病质老年人的卧床时间,适当增加这类人群的活动量,积极纠正脱水及进行血液稀释疗法解除血液高凝状态,正确处理局部化脓性感染病灶及尽早应用强而有效的抗生素治疗(宜进行局部分泌物或血液的细菌培养和药敏试验),积极处理产褥期感染等措施。忌对局部感染灶进行挤压和封堵(影响化脓病灶的引流)而导致感染向颅内扩散,忌忽视此类疾病的严重性而放弃了早期干预的时机。病情一旦发生后,宜首先进行脱水除颅压的治疗(上矢状窦血栓形成的颅内高压还宜采用肾上腺皮质激素治疗),只有控制严重的颅高压才能挽救生命。癫痫的发作也宜积极处理,以免加重脑水肿及引起窒息。其他治疗措施包括足量有效的抗生素应用,适量的应用抗凝或溶栓药物等,忌小剂量和应用不敏感的抗生素而延误病情,忌大量使用抗凝剂及溶栓剂而诱发脑出血(宜应用低分子右旋糖酐或活血化瘀中药),忌把抗凝剂及溶栓剂应用于细菌性血栓形成而达不到溶栓效果反而增加出血的危险性。另外,宜对病情进行严密的观察和监测,有条件可实行特别医疗和护理,以提高此类疾病的治愈和抢救成功率。

(李友元)

六、神经变性疾病的宜与忌

(一)有关神经变性疾病的概述

1. 什么是神经变性疾病

神经变性疾病是指从大脑到脊髓整个神经系统的神经细胞变性或退化引起的一组慢性、变化多样的进行性发展的疾病。它包括了一大类常见的慢性病，如阿尔茨海默病、脊髓小脑变性、运动神经元病、多系统萎缩、帕金森病等，以往这些病被视为顽固而难治的"三不"（病因不明、疗效不好、预后不良）型疾病，是多年来神经病学专家们久攻难克的病症。近十多年来，由于分子生物学、分子遗传学以及神经影像学等多学科的发展，有关神经变性疾病的发病机制的研究日益深入；这类疾病中的某些病症是可以治疗和延缓它的发展的。

2. 导致神经变性疾病发生的原因有哪些

目前，尽管已经能够识别神经变性疾病，但其起始原因和导致其持续进展的机制仍不十分清楚，神经变性疾病的病因研究是最具有挑战性的神经科学前沿研究领域之一。近年来，证实某些基因的突变会引起阿尔茨海默病和肌萎缩侧索硬化，基因治疗可能会减缓某些神经变性疾病的发展。现阶段来说，认为导致神经变性疾病的二大因素主要是遗传因素和环境因素。有些神经变性疾病有明确的家族史，推测有遗传因素的参与。有这类疾病的家族具有常染色体显性遗传特性，例如亨廷顿病和齿状红核苍白球丘脑底核萎缩症。环境因素也可能成为启动神经变性过程的罪魁祸首。已经证实神经变性疾病的发生和地域有关。如帕金森病-肌萎缩侧索硬化（关岛病）的患者，是因为服用了关岛的查莫罗人混合的苏铁树和将当地的一种植物作为食物或药物而至病，也有报道用哌替啶（俗称度冷丁）合成的副产品化合物麻醉会出现严重的不可逆的帕金森样症状。许多与中毒相关的神经疾病都同特殊的地理区域或自然环境，或与某些特殊的职业相关；这是为什么大部分神经变性疾病患者缺乏家族史等遗传因素的原因之一。总之，遗传因素加上环境毒素的双重作用是导致散发性神经变性疾病发病的潜在原因。

3. 神经变性疾病有哪些共同的表现形式

神经变性疾病的基本病理改变大致相同（虽然其发病原因可能不一样），主要是某些特定的神经组织或神经细胞萎缩或消失（死亡），代之以神经组织内的另一类与神经功能无明显关系（或甚至干扰神经功能）的胶质细胞增生、肥大。神经系统变性疾病的共同临床特点有以下几点：一是起病隐袭而缓慢，确切的发病日期一段不能清楚地回忆。二是只有一个或几个特定的神经部位受到损害，病灶往往是对称的。如肌萎缩侧索硬化症主要累及皮质-脑干-脊髓的运动神经元。三是起病后疾病的临床症状缓慢地进行性发展，其病程很久，往往以年计数。四是临床表现形式多样化，常有症状重叠现象，有时对它们分类都很困难。五是一些常用的检查（如抽血化验，做 CT 或 MR 检查）往往无特异性的变化。

4. 神经变性疾病包括哪些病症

神经变性疾病的分类一直比较紊乱，很多疾病在临床表现或病理改变上出现重叠或交错，特别是其早期表现很不明显或无特异性，而使其分类相当错综复杂。目前，根据其病理损害范围及临床特征可分为下列几种类型：①大脑皮质变性：包括阿尔茨海默病、额颞叶痴呆。②基底节变性，包括帕金森病，进行性核上性麻痹、亨廷顿病、纹状体-黑质变性。③脑干小脑变性：包括小脑型共济失调，脊髓小脑变性。④脊髓变性：包括进行性痉挛性截瘫，共济失调等。⑤运动神经元病。⑥自主神经系统变性，包括 Shy-Drager 综合征等。

（二）常见神经变性疾病诊断、治疗和检查方面的宜与忌

1. 运动神经元病的宜与忌

（1）什么是运动神经元病　运动神经元病是一组病因未明的选择性侵犯脊髓前角细胞，脑干后组运动神经元，大脑皮质锥体细胞及锥体束的慢性进行性疾病。临床特征表现为肌无力、肌萎缩与锥体束征同时存在，而感觉障碍和膀胱及肛门括约肌功能障碍非常少见。它包括以下几种疾病：①肌萎缩侧索硬化，是最常见的运动神经元病，它的发生发展与遗传因素，氧化应激损伤，兴奋性氨基酸介导的神经毒性，神经营养因子缺乏，免疫功能异常等有关。此病人群中的患病率约为百万分之四，为少见病。②脊肌萎缩症。③原发性侧索硬化。④进行性延髓麻痹。

（2）运动神经元病诊断过程中的宜与忌　此病主要表现为 30～60 岁起病，男性多于女性。大多数患者以单侧上肢的下运动神经元

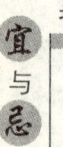

损害症状开始，表现为手指运动不灵活和无力，同时伴有腕关节伸直困难；也有部分患者以整个上肢或上肢上部分无力起病。随后出现大、小鱼际肌和蚓状肌（手掌和手指间的肌肉）等手部小肌肉萎缩（表现为"爪形手"），逐渐向前臂、上臂及肩胛带的肌肉发展。手臂伸直无力较屈曲无力更显著。与此同时或以后出现下肢痉挛性瘫痪，剪刀步态（走路双腿僵直交叉），肌张力增高，腱反射亢进和巴氏征阳性。至晚期发展为胸锁乳突肌萎缩，患者无力转颈或抬头，最终呼吸肌受累至呼吸困难、胸闷、咳嗽排痰无力，多死于肺部感染。也有少数病人发病先是从下肢开始，再渐延及至上肢；多个肢体的肌束（肉）颤动（包括舌肌颤动）是最常见症状。感觉系统损害不明显，客观上说无异常，患者主观上可能有肢体麻木或发凉感。由于此病的发展隐袭，早期往往就是单侧无明显原因的、持续发展的手做事不灵活或单侧下肢走路乏力，病人会感到从一只手或胳膊或一条腿的持续无力或痉挛开始，并导致这部分肢体的活动困难。部分患者可能是从控制说话的或吞咽的肌肉无力开始，导致说话不流利或吞咽困难及吞咽呛咳。如果这些症状持续发展，特别是从身体的一个部位发展到另一个部位，宜及时就医诊断，并且宜找神经专科医生诊治。忌把这种无明显诱因的出现症状置之不理，从而延误了就诊的时间。一旦考虑运动神经元病，宜做一些有诊断价值的检查，特别是肌电图和肌肉组织的活检，因为会有针刺肌肉或切除小块肌肉带来损伤，忌因为害怕疼痛而放弃此项检查。此病肌电图和肌肉活检的辅助诊断意义较大，主要表现为典型的失神经支配改变（如纤颤电位、束颤电位、有运动电位的细胞数目减少）和萎缩Ⅰ型和Ⅱ型肌纤维出现。部分此病患者，合并有甲状腺疾病，宜同时化验甲状腺功能。运动神经元病常易与原发性肌炎、肌营养不良、重症肌无力、周围神经病（如格林-巴利综合征、糖尿病神经病等）、脊髓的病变（如颈椎病）、甲状腺功能亢进等疾病相混淆。因此，在诊断此病之前，宜先排感染、发热、肌肉疼痛、糖尿病、颈椎病、甲亢等常见症状和疾病。

（3）运动神经元病治疗中的宜与忌　到目前为止，运动神经元病仍无特效的治疗方法，但有些治疗措施还是能延缓疾病的进展的。因此，宜选用一些经长期临床实践证实有效的治疗措施，如抗兴奋性氨基酸毒性药物、神经营养因子、抗氧化剂和自由基清除剂、神经康复治疗、神经干细胞移植及基因治疗等。宜选用的常用药物有：力如肽，神经生长因子，维生素 E、N-乙酰半胱氨酸等。正由于此病的疗效不明确，患者勿病急乱投医，忌相信某些媒体的药物推销广告，购买一些无疗效的药物。此外，运动神经元病是一种不可逆的进展性疾病，最终会出现呼吸衰竭而无可救治，其平均生存期为 3~6 年。此类患者的精神和心灵上会承受巨大的心理压力，宜对他们进行心理上的安慰和宽抚。此外，对此类患者，宜进行包括神经康复在内的综合治疗措施，忌简单地指望于服用某些特殊的药物。

2. 多系统萎缩的宜与忌

（1）什么是神经系统的多系统萎缩　多系统萎缩包括一组疾病，主要病变位是在锥体外系、锥体系、小脑和自主神经系统。其病因不明确，其病理改变主要是有功能的神经细胞数目减少，而胶质细胞增生。50 岁以上人群发病率 3~5 人/10 万人，80％的患者在出现活动障碍 5 年内逐渐瘫痪，生活不能自理。20％的患者可存活超过 12 年或以上。此组疾病较常见的有以下几种：①纹状体-黑质变性；②橄榄-脑桥-小脑萎缩；③Shy-Drager 综合征。

（2）多系统萎缩有哪些临床表现形式　多系统萎缩是一种缓慢进展的疾病，其早期表现在男性来说首先是性功能障碍（勃起功能障碍）和尿频、尿急、尿不尽感（甚至排尿不出）；女性患者往往首先表现为尿频、尿急或排尿困难。其他的表现还有动作缓慢、书写困难、活动时肢体僵硬或步态不稳，站立时头昏，卧位比翻身困难或需要人帮助翻身。随着病情的发展，患者会表现为站立后严重的低血压（甚至因低血压导致晕厥）和大、小便失禁，此时还可表现为运动功能障碍，如帕金森样症状和小脑症状（行走时不能平衡身体，走宽步，眩晕等）。少见的症状还有咽喉肌功能的障碍而致呼吸困难及喉鸣（认为是判断多系统萎缩有价值的症状之一）。

（3）多系统萎缩诊断的宜与忌　由于此病波及的神经部位较多，因此其临床表现多种多样。在诊断此病时，宜认识它的表现形式多样性的特点。再者，当它以某种较显著的症状出现时，宜与神经系统的一些常见病多发病相鉴别，如患者表现为帕金森样症状时宜与帕金森病相区别；表现为共济平衡障碍及走宽步时宜与小脑病变相区别；而表现为直立性低血压（或伴有晕厥）大、小便障碍，或皮肤斑纹和手心发凉等症状时宜与老年直立性低血压、单纯的自主神经功能紊乱或继发于糖尿病神经病变、药物性中毒性神经病变及淀粉样变性等疾病相鉴别。若出现以下现象，如年龄小于30岁，有相似的家族史，非药物引起的幻觉，大脑皮层功能丧失（痴呆、失语、异己手综合征）时，则忌考虑系统性萎缩的诊断。

(4) 多系统萎缩治疗的宜与忌　多系统萎缩的治疗宜综合考虑，采取以对症治疗为主的治疗方法，如应用美多巴加单胺氧化酶抑制剂治疗帕金森症状，但其治疗效果可能较差。Shy-Drager 综合征患者睡眠时宜抬高床头，忌突然采取直立体位（如坐或蹲位时突然站立）；宜高盐饮食和下身（包括腹部）穿紧身裤。同时宜配合副作用较轻药物（如盐酸多米君 2.5mg，每日 2~3 次；氟氢可的松每日 0.1~0.6mg）治疗，忌选用麻黄素，苯丙胺等副作用大的药物。

七、中枢神经系统感染性疾病宜与忌

中枢神经系统感染疾病是一种由病毒，细菌、真菌、立克次体、螺旋体、寄生虫等多种感染原所引起的中枢神经系统的常见，多发性疾病。侵犯脑实质，被膜及血管等组织，严重的神经系统感染疾病可导致死亡，或留有严重的后遗症，但若早期积极治疗大多数病人可治愈。

根据感染侵犯中枢神经系统不同的部位，将这类疾病分为：①脑炎、脊髓炎、脑脊髓炎；②脑膜炎、脑脊膜炎；③脑膜脑炎。

中枢神经系统感染的途径有三条　①血行感染：病原体通过呼吸道、消化道或皮肤黏膜进入血流，由血液系统进入颅内；②直接感染：病原体通过穿透性外伤或临近组织的感染向颅内扩散；③逆行感染：病原体沿神经纤维逆行侵入颅内（如狂犬病毒等）。

正因为中枢神经系统感染性疾病相当一部分病人会留有严重后遗症甚至死亡（如记忆力严重减退，思维能力下降、肢体偏瘫、失语、癫痫等），因此积极地预防及早期积极地发现与治疗就显得非常重要。

积极预防宜采取的方法有：坚持锻炼身体，增强体质，增强身体抵御病原体侵犯的能力，养成良好的工作、学习、生活习惯，忌长期熬夜疲倦工作，这样会使身体免疫功能下降，室内宜定时通风，勤洗手，打喷嚏要用手捂住，再洗手，防止增加病原体在空气中传播的机会，在流感流行的季节及拥挤的环境，最好戴上防护口罩，戴口罩前要先洗手，取下口罩前亦宜先洗手，并要学会正确戴口罩的方法；有颜色的一面向外，有金属条或木制条的一边向上，这样可减少病原体通过口腔、鼻黏膜进入呼吸道的机会。对于有肺结核、肠结核的病人，宜尽早到医院进行正规的治疗。减少结核杆菌通过血液或淋巴系统进入颅内的机会。皮肤疖肿，特别是颜面部的疖肿，宜尽早积极治疗，忌随意挤压疖肿，否则，会增加颅内感染的机会，小孩、老年人或身体虚弱的人，忌在封闭的环境中饲养动物，否则会增加真菌性脑膜炎感染的机会。宜养成良好的生活习惯，吃水果前宜洗净，忌生吃肉类、螃蟹、生鱼片等食物，生食此类食物，易患寄生虫病，增加病原体进入颅内导致中枢神经系统感染机会。还有一类病原体为肠病毒，人类是肠病毒唯一的传染来源，主要经由肠胃道（粪、口、水、食物污染）或呼吸道（飞沫、咳嗽或打喷嚏）传染，也可经由接触病人皮肤水疱的液体而受到感染，肠病毒流行高峰期（6～9月），家中有15岁以下儿童之家应提高警觉，做好预防措施，防治肠病毒必须由个人卫生及环境卫生着手，饮食及饮水宜煮热及煮沸，尤其在流行期若饮用之水源取自地下水更应注重消毒问题。对于肠病毒患者所接触过的物品及病人排出的口鼻污染物，粪便所污染的器具，宜避免直接接触且必须加以消毒以减少肠病毒的蔓延。

除了防范病原体感染外，还可适当增加新鲜蔬菜、水果的摄入量；宜用含有某些抗病作用的食物。如：大蒜、姜、绿茶、银耳、百合等。苹果能增加血液中白细胞的数量，猕猴桃富含大量的维生素C，梨、菠萝、西瓜、草莓、葡萄、香蕉等水果，也都有益于我们的免疫系统。

中枢神经系统一旦受到感染则后果严重，许多感染进展迅速，能在短期内造成死亡或严重后遗症，因此要早期发现及治疗。现在来了解一下中枢神经系统感染的表现。中枢神经系统感染的共性表现包括发热、头痛以及其他颅内高压综合征、抽搐、意识改变和局灶性神经症状、体征等。一般起病急，但结核菌感染和真菌感染时起病多较缓。头痛常呈持续性，以前额为重，早期头痛多不严重，随着病情的发展，头痛逐渐加重，任何可使颅内压增高的因素如咳嗽、喷嚏、大便用力等均可使头痛加重，如发现上述症状或体征，宜尽早送医院进行诊断和治疗。

中枢神经系统感染的病因治疗最为关键，在病因确定后，宜及时针对病因进行正确治疗，如针对细菌、真菌感染根据病原体及其药物敏感试验结果，抗生素的抗菌和抗生素在脑脊液的浓度分布等选择合适的抗生素进行治疗；对结核菌感染宜及时抗结核药物联合治疗，对病毒感染，亦宜进行适当的抗病毒治疗，适当的疗程，足量抗病毒治疗能缩短病程和降低病人死亡率及致残率。

除针对病原体治疗外，还有对证治疗。①患者宜卧床休息，忌剧烈运动，以减少能量的消耗和脑病形成；②降温，在诊断明确前，一般忌使用降温药物，以免不利于诊断，为防止过高热和脑水肿，宜采用物理或化学降温，如温水或酒精擦浴，冰盐水灌肠，冰帽、冰袋及降温药物的使用，必要时可以使用亚冬眠疗法；③激素的应用，根据不同的病情，必要时可适当使用激素，可以起到降温，减轻及脑水肿，防止脑膜粘连等作用；④中枢系统感染病人大多数存在发热、呕吐、食欲下降甚至不能进食，宜进行补液及支持治疗，防止或纠正酸碱失衡，电解质紊乱；⑤如有脑水肿和癫痫发作，宜进行脱水及抗癫痫、镇静等治疗。

（李友元　邓洪波）

八、突发脑中风家庭处理方法宜与忌

（一）中风的分类及临床表现

脑中风可分为出血性和缺血性两大类。出血性中风多因情绪激动、脑力紧张、使劲排便、用力举物等，促使血压骤升而突然发病。缺血性中风多在安静状态下发病，常在睡醒时出现症状，病情进展较缓慢，偏瘫症状在数小时到数天内越来越明显，意识常保持清醒。最早表现常常是突感头痛，伴呕吐、嗜睡、昏睡甚至昏迷不醒，有的病人半身不遂，口眼歪斜，流口水，喝水呛咳，说话不清楚等。还有一些病人可出现抽搐、大小便失禁等。在家中如遇到上述情形，亲属或者同事千万不要惊慌。因为此时处理是否及时、正确，与病情愈后密切相关。

（二）较常见的错误处理有

1. 惊慌失措 缺乏对脑血管病的认识，一遇到紧急情况，或惊叫，或悲哭，茫然不知所措。

2. 野蛮搬运 有的病人家属为"抓紧"时间，抱起病人或背扛起病人就往医院跑，殊不知，这样的运送方式往往会加重病情。

3. 错误应付 只顾及喊人回来帮忙或忙着把病人搬上床，还有的人盲目给病人喂水或饮料。

4. 舍近求远 脑卒中病人早期处理一刻值千金，必须分秒必争，有的家属只顾到有名气的医院而延误抢救时间。

（三）掌握正确的应急措施

对减少合并症，维持生命体征，防止病情加重，争取时间，进一步救治是十分重要的。

1. 初步判断为脑血管意外以后，应使病人仰卧，头肩部稍垫高，头偏向一侧，防止痰液或呕吐物回吸入气管造成窒息。如果病人口鼻中有呕吐物阻塞，应设法抠出，保持呼吸道通畅。

2. 解开病人领口纽扣、领带、裤带、胸罩，如有假牙也应取出。

3. 如果病人是清醒的，要注意安慰病人，缓解其紧张情绪。宜保持镇静，切勿慌乱，不要悲哭或呼唤病人，避免造成病人的心理压力。病人如果处于昏迷状况，应在24~48小时内禁食，以免引起窒息和肺炎的危险。

4. 打电话给急救中心或者医院神经专科，寻求帮助，必要时不要放下电话，询问并听从医生指导进行处理。

5. 无论是出血性或缺血性中风，急性期常会出现血压升高，特别是原有高血压的病人。血压升高可加重或诱发脑出血，或加重脑缺血、脑水肿。病人应保持安静，绝对卧床，避免过多搬动。血压过高时，应使床头抬高30°~45°，血压下降接近正常时，再将床头放平。

6. 有条件者呼叫救护车来运送病人。若自行运送，在搬运病人时正确的方法是：2~3人同时用力，一人托住病人头部和肩部，使头部不要受震动或过分扭曲，另一人托住病人的背部及臀部，如果还有一人，则要托起病人腰部及双腿，三人一起用力，平抬病人移至硬木板床或担架上，不要在搬运时把病人扶直坐起，勿抱、拖、背、扛病人。

7. 如果心跳和呼吸停止，应立即就地进行人工呼吸和胸外心脏按压，与此同时呼叫急救中心，或用担架送病人上医院，不要盲目在家中等待，错失抢救良机。但在运送途中，应尽量少震动，可在病人头部两旁用布团或沙袋固定，不使头部摇动，保持平稳，对脑出血的病人尤其要紧。

（温成成　陈　珺）

九、正常压力脑积水宜与忌

1. 什么是正常压力脑积水？

正常压力脑积水（normal pressure hydrocephalus，NPH）是指颅内压处于正常范围的一种交通性脑积水综合征。主要表现为进行性智力改变、步态异常及尿失禁。该病因可分为两类，一类是有明确病因的，最常见的病因是蛛网膜下腔出血，其次是颅内肿瘤，也有家族性正常颅压性脑积水。另一类则无明显病因。多数病人症状呈进行性逐渐发展，其病程为数月或几年。近期记忆丧失是最明显的特点。

2. 正常压力脑积水诊断的宜与忌

NPH 智力改变一般最早出现，病人常表现呆滞，反应缓慢、近事记忆减退，自发性或主动性活动下降，进而出现思维能力减退、计算力下降、性格改变，因此 NPH 诊断宜与 Alzheimer 病相鉴别，忌误诊。有的患者首发症状为步态异常，走路困难，肢体活动缓慢，腱反射略增高，忌草率诊断，宜与帕金森病鉴别诊断。

3. 正常压力脑积水治疗的宜与忌

NPH 宜及时诊断，及时治疗。正常颅压性脑积水基本发病机制是脑脊液循环径路阻塞，脑脊液聚积于脑室系统。因此治疗以分流手术为主。宜根据各项检查、有无蛛网膜下隙阻塞、年龄及病程等因素，慎重判断以决定手术指征。脑脊液分流术，包括颅内分流及颅外分流两种。脑室系统阻塞，但无蛛网膜下隙阻塞。脑脊液吸收无障碍者宜选择颅内分流术。颅外分流术包括将脑脊液引流至心血管的手术及引流至其他脏器或体腔的手术。常用脑室-心房分流术，侧脑室-腹腔分流术，椎管-腹腔分流术。多以侧脑室腹腔分流术为首选，而病人因腹部病变不适合行腹腔分流时宜实行脑室右心房分流术。对正常颅压脑积水实施分流术时，忌引起脑压过度下降，否则可能引起术后一些合并症，为减少并发症的发生。宜选择合适压力和附有抗虹吸装置的分流管，术中封闭分流周围的蛛网膜下腔防止脑脊液外渗。药物治疗一般疗效不明显，忌长期使用。同时宜根据病因不同，注意防止继发性颅内感染。

（张　萍）

第十五章 其他脑血管病的宜与忌

```
图书在版编目(CIP)数据

脑血管病患者宜与忌/李友元,易玉新主编.-北京:科学技术文献出版社,2010.9
(健康生活宜与忌丛书)
ISBN 978-7-5023-6639-1

Ⅰ.①脑…  Ⅱ.①李…  ②易…  Ⅲ.①脑血管疾病-防治
Ⅳ.①R743

中国版本图书馆 CIP 数据核字(2010)第 048367 号
```

出 版 者	科学技术文献出版社
地 址	北京市复兴路 15 号(中央电视台西侧)/100038
图书编务部电话	(010)58882938,58882087(传真)
图书发行部电话	(010)58882866(传真)
邮购部电话	(010)58882873
网 址	http://www.stdph.com
E-mail	stdph@istic.ac.cn
策 划 编 辑	薛士滨
责 任 编 辑	薛士滨
责 任 校 对	唐 炜
责 任 出 版	王杰馨
发 行 者	科学技术文献出版社发行　全国各地新华书店经销
印 刷 者	北京高迪印刷有限公司
版 (印) 次	2010 年 9 月第 1 版第 1 次印刷
开 本	650×950　16 开
字 数	131 千
印 张	9.5
印 数	1～6000 册
定 价	14.00 元

Ⓒ 版权所有　违法必究

购买本社图书,凡字迹不清、缺页、倒页、脱页者,本社发行部负责调换。